生理週期循環調理飲食法

Tracy Lockwood Beckerman
崔西・洛克伍德・貝克曼——著

蔣慶慧——譯

營養師教你懂吃不忌口，平衡內分泌
告別經痛、肥胖與婦科疾病、
順利好孕的4階段調理全書

The Better Period Food Solution
Eat Your Way to a Lifetime of Healthier

高寶書版集團

獻給所有（包括我自己在內）

曾經把衛生棉條或棉墊藏在袖子裡去上廁所的女性。

這本書是為我們而寫的。

目錄
CONTENTS

導言   009

1   生理週期基本常識

最佳助手：賀爾蒙   015

細說生理週期   021

好好感受每個新階段   024

2   食物週期法

了解食物與生理週期   030

任何生理階段，都能事事順暢   031

食物週期法：最適合每個階段的食物   042

3   種籽週期法

人人都能擁有賀爾蒙平衡   060

亞麻籽，第一階段   063

南瓜籽，第一階段   065

葵花籽，第二階段   066

芝麻，第二階段   068

吃真正的食物   070

種籽週期法的一般準則＋其他關於種籽
方面的有用建議　　　　　　　　　　070

_4_　都是週期階段惹的禍

我可以要第二份或第三份嗎？　　　　　076
黃體期的大腦就是想要這些：碳水化合物＋脂肪　076
飢餓感掰掰，性慾跟著來　　　　　　　077
想在黃體期減肥？門都沒有！　　　　　078
一開口就停不了　　　　　　　　　　　079
黃體期階段的飲食之道　　　　　　　　080

_5_　經前症候群

不要輕忽賀爾蒙的影響力　　　　　　　086
我怎麼知道自己有這個問題？　　　　　087
細說經期前情緒障礙症　　　　　　　　087
經前症候群症狀　　　　　　　　　　　089
我們來治療它吧！　　　　　　　　　　090
關於經期前情緒障礙症／經前症候群的一般準則　091
值得重視的營養　　　　　　　　　　　093
經前症候群症狀管理心法　　　　　　　112

目錄
CONTENTS

6 多囊性卵巢症候群

多囊性卵巢症候群是什麼？	116
我怎麼知道自己有這個問題？	117
我是怎麼罹患的？	118
多囊性卵巢症候群的管理	119
對多囊性卵巢症候群的十大建議	132

7 子宮內膜異位症

我怎麼知道我有這個問題？	137
我現在應該怎麼辦？	138
科學在這方面還有什麼解釋？	139
除非妳有症狀才需要減少麥麩攝取	142
少吃紅肉	142
增加Omega-3攝取	143
增加抗氧化物攝取	144
增加維生素D和鈣質攝取	146
抑制雌激素的食物	147

8 甲狀腺機能失調

甲狀腺機能低下症	152

甲狀腺機能亢進症　　　　　　　　153

我是怎麼罹患的？　　　　　　　　153

我怎麼知道我有甲狀腺問題？　　　154

我現在該吃些什麼？　　　　　　　154

碘　　　　　　　　　　　　　　　155

十字花科蔬菜　　　　　　　　　　155

大豆　　　　　　　　　　　　　　156

鈣質＋維生素D　　　　　　　　　157

穀胱甘肽＋硒　　　　　　　　　　159

鋅　　　　　　　　　　　　　　　160

酒精　　　　　　　　　　　　　　161

鐵質　　　　　　　　　　　　　　162

關於麥麩妳該知道的事　　　　　　163

9　停經

我是怎麼罹患的？　　　　　　　　165

哪裡出問題了？　　　　　　　　　167

分析停經原因　　　　　　　　　　167

關於下視丘性停經　　　　　　　　168

女性運動員常見運動關聯性三症候群　169

我怎麼知道我停經了？　　　　　　171

我現在該怎麼辦？　　　　　　　　172

目錄
CONTENTS

停經的管理 172

10 提高生育力

為提高生育力而吃 184

液體效應 193

有機蔬果最好 194

廚房小建議 195

維持健康體重 196

計畫生育的妳最好這樣做 198

11 食譜

飲食計畫範例 205

早餐 212

點心 230

午餐 242

晚餐 261

沙拉醬／醬汁 279

甜點 283

資源 290

致謝 297

導言

　　拉不上的牛仔褲拉鍊，不斷復發的生理痘，瘋狂渴望巧克力，就連看著狗寶寶玩耍都能淚流滿面。這些聽起來很耳熟嗎？如果妳的生理週期會說話，她會告訴妳：「親愛的，問題不在妳，而是在我。」妳的生理週期和生殖健康對妳的影響，無論好壞，都比妳想像中還要強大。

　　由於沒有人敢大膽說出關於生理週期的真相（我們自古以來就一直被困在這種生理期壓抑之下），因此，想要獲取這方面的知識，並且真正了解下面究竟發生了什麼事，始終是不可能的任務……直到現在！這本書將幫助妳掌握生理期的禁忌，在月事革命中助妳一臂之力，並教妳如何善用飲食健康管理來幫助自己擁有更健康的生理期，並且一勞永逸。

　　我希望這本書能夠給予妳選擇的能力，一掃月經帶給妳的羞恥感，並且讓妳完全駕馭生理期。它將幫助妳擺脫社會加諸於生理期以及生殖健康之上的枷鎖。了解妳的身體需要哪些食物和營養來強化妳的生理週期，將能讓妳更容易控制妳的嘴饞、陰晴不定的心情，以及賀爾蒙的波動，最終幫助妳掌控妳的生理週期——而不是讓妳被生理週期所掌控。

稍微自我介紹一下。我之所以走進飲食健康管理這一行，很大一部分的原因是我想要了解食物會如何影響身體。沒有人真正去探討過為什麼食物讓他們有某種感覺，而我認為這是不對的。為什麼某些食物會讓我感到快樂，而其他食物卻會讓我跌落谷底？為什麼有些食物會讓我感到疲倦或是更加精力充沛？為什麼我在生理期快來之前會想吃某些食物（嗯，巧克力）？為了找出我想要的答案，我成了一位註冊營養師，並且取得了紐約大學的臨床營養學碩士學位。

如果妳不知道註冊營養師是做什麼的，我們基本上就是使用食物的醫生。我們仔細分析每一個新陳代謝系統、每一個器官，以及每一個醫學上的病症，並且學習食物和營養如何能夠預防疾病，甚至治癒或治療一個醫學上的病況。這可能聽起來有點奇怪，但當我們看著食物的時候，我們看到的其實是良藥。

註冊營養師也是科學家。我們會仔細分析證據以及統計資料，整理出合理、符合道德、不偏不倚，並且經過深入研究的答案。我們必須在醫院工作，並且被分派到營養師實習計畫並且完成實習期（和醫生歷經的相似）。我們也需要通過全國性的營養師檢測，才能正式以註冊營養師的身分執業。我的重點是，註冊營養師所說的都是有科學根據的。

我決定專攻女性健康的領域，因為我想要教導女性如何用飲食來調養她們的生理期、促進生育能力，並且改善生殖

健康。我的客戶經常問我：「真的有可能靠飲食吃出健康的生理期嗎？」我都會立刻展露笑容，然後忍不住大聲宣告：「是的，有可能！」好的營養可以讓妳的生殖系統像上了潤滑油的機器一樣順暢，而且是靠真正的食物發動的。

除了合格的專業之外，我個人也深知營養（和自我照護）對於健康的生理週期有多麼大的影響。在我停止服用避孕藥後，我花了很長一段時間才將我的生理期調整正常。就像一支很多年都沒開機的老舊 iPhone，我必須調整我的生活方式、飲食習慣，以及，最終，我對健康的觀點，才讓我的生理期死灰復燃。

在歷經那個過程的時候，我發覺自己需要了解真正有科學基礎的營養資訊，它要能夠引起我的共鳴、可以被消化（這是一語雙關），並且以實證為根據，然而當時的我卻沒有辦法獲得任何值得信賴的訊息。這本書將能填補那個缺口。它探討的是關於生理週期飲食健康的議題，可以說是我送給妳的禮物。我希望這本書能夠賦予妳選擇的能力，讓妳將食物看成良藥，套句電影《獨領風騷》女主角雪兒‧霍洛維茲的話說，來幫助妳「衝過紅浪」，讓身為女性的妳更加無所畏懼。（雖然妳已經是了！）

這本書將會介紹「食物週期」的概念。這是我所創的一個新觀念，對於幫助女性更加了解她們的身體以及生理期極有助益。食物週期所倡導的是在生理週期的每個階段攝取特

定營養素的重要性，以便提升賀爾蒙平衡、增進健康、管理情緒、減少經前症候群（PMS），以及提振精力。週期中的某些階段會干擾妳的食慾、對某些食物的渴望、性慾，甚至妳的個性。這本書將告訴妳如何在那些決定因素的範圍內運作，而非試圖逃離。無論妳是十三歲還是四十五歲，一項又一項的研究顯示，對食物的渴望，甚至是我們的食慾，都深受我們在生理週期當中起伏不定而且活躍的賀爾蒙影響。我們都應該了解賀爾蒙如何，而且為什麼有能力像變魔術般，把我們從沙發變到廚房去！**我這是在說我的一個朋友！** ﹀

　　我也會告訴妳，哪些營養素能夠調整和療癒一些生殖和賀爾蒙方面的症狀，像是多囊性卵巢症候群（PCOS）、子宮內膜異位症、停經以及經前症候群，而且全都有科學研究作為依據。本書也會列舉和生育力有關的營養素，來幫助那些想要積極調養身體，打算為懷孕創造更有利環境的女性。

　　我們的社會對月經以及生理週期健康方面的話題一向視為禁忌，彷彿我們應該要對這個讓人類得以繁衍下去、自然而且奇蹟似的過程感到羞恥。我們必須要鼓勵每個人都勇於發聲，對生理週期健康的話題抱持更加開明的態度，並打破污名。我們不該再對於談論我們的月經、經痛、陰晴不定的情緒、我們的疼痛，或是努力想要恢復生理期或是懷孕這些事感到羞恥。拜託，紀錄片《月事革命》（*Period. End of Sentence*）2018 贏了奧斯卡呢！女士們，讓我們終結這種不

合理的現象，讓我們談論它、了解它，並且著手解決它吧！
讓我們成為改變的一部分，把生理週期變成主流話題。女生
們應該要團結，不是嗎？

1

生理週期基本常識

在我們開始探討哪些食物最適合用來調養讓生理週期更健康之前，我們先來多加了解一下關於內分泌系統（一群分泌賀爾蒙的腺體）以及生殖系統方面的事，以及它們如何和生理週期相互影響。

我們身體中不同系統的聯繫程度，比妳想像中還要更緊密。我們的神經系統、消化系統以及內分泌系統，每週七天、每天二十四小時，都在透過一種叫做神經傳導物質的微小聲音在對話。基本上，一切都是經由這些化學信使在發號施令，例如行為、心情、睡眠等。除了神經傳導物質之外，我們的身體也會被一種我們非常熟悉的事物所控制：那就是賀爾蒙！

——— 最佳助手：賀爾蒙 ———

月經真的是一種生理上的奇蹟，多虧賀爾蒙的致力奉獻才得以實現。這是一個緊密協調的週期，仰賴的是精準的賀

爾蒙以及時機的掌握。把妳的賀爾蒙想成是一個啦啦隊——所有的成員都需要同步而且攜手合作，才能完成那些令人瞠目結舌的特技演出！

　　賀爾蒙是透過血液和神經系統溝通的，基本上對於全身細胞而言，賀爾蒙都擁有貴賓等級的通行許可。這些辛勤工作的賀爾蒙縝密地調節著內分泌系統，維持體內的動態平衡。它們的效果短則幾秒鐘，長則數天才能被感受到。這真的很酷！

　　賀爾蒙透過血液輸送到身體各部位，這也是生理期的開始。賀爾蒙信號是從下視丘發射出來的，這是大腦中一個豌豆大小的控制體，可以說是掌管生理期的高層。我們可以把下視丘想成是歌手碧昂絲，她是最終的決策者和領導者。碧昂絲會分析身體現在的狀況，然後對體內特定賀爾蒙的製造下達批准或否決的命令，她的回答對於「很多」後續的生理期決策都會帶來骨牌效應。想像碧昂絲指示她的私人助理和她的御用造型團隊（例如：造型師、美髮和彩妝團隊）協調，為她即將拍攝的 MV 打造出最佳造型。她的團隊必須攜手合作，設計出令人驚豔的服裝和造型，然後獲得管理高層——也就是天后本人——最後的核准，才能執行。所以，沒錯，整個過程中很多人都會參一腳！

　　讓我們繼續回到生理期課程。賀爾蒙被傳送到腦下垂體，基本上就是碧昂絲的得力助手（或許我應該說女助

手）。之後，賀爾蒙就會被幾個不同的部位分泌：性腺激素釋放速促進劑（GnRH）是由下視丘所分泌的；促濾泡激素（FSH）和黃體激素（LH）是由腦下垂體分泌的；而雌激素和黃體素則是由卵巢所分泌的。

FSH和LH會發出排卵信號（當卵巢釋放出卵子時）。之後，雌激素和黃體素的上升，會促使子宮中的子宮組織增厚，為可能的懷孕做準備。如果卵子沒有受精，雌激素和黃體素就會往下劇降。然後，就這樣，妳的生理期就會隨著子宮內膜剝落而到來。這個過程每個月都會發生（除非妳懷孕或進入更年期）。

這當中牽涉到的還有其他賀爾蒙，例如睪丸素、雄激素、促甲狀腺激素（TSH）、副甲狀腺素（PTH）、促腎上腺皮質激素（ACTH）、催乳素、高血糖素、胰島素、皮質醇、腎上腺素、降血鈣素，以及人體生長賀爾蒙（請參見下頁賀爾蒙解說表了解更多詳情）。這些賀爾蒙在腺體上相互合作，以促成生理期的發生，而這些腺體包括腎上腺、甲狀腺、副甲狀腺。當然，還有卵巢。

卵巢每個月都要負起很多重責大任。卵巢需要和其他內分泌團隊成員（賀爾蒙、腺體和器官）協調，並且每個月都準備就緒，讓身體準備好接受可能發生的懷孕。妳可以想像，這個過程在每一次生理期中都需要精準的賀爾蒙協調，即使妳沒有懷孕。

賀爾蒙解說表

賀爾蒙	功能	分泌腺體
性腺激素釋放速促進劑（GnRH）	釋放促濾泡激素（FSH）和黃體激素（LH），兩者都是控制生理期和排卵的。	下視丘
促腎上腺皮質激素（ACTH）	誘發皮質醇和雄激素賀爾蒙的釋放。	腦下垂體
促濾泡激素（FSH）	在排卵期間卵子從濾泡中被釋放之前，刺激卵巢中濾泡的生長。	腦下垂體
人體生長賀爾蒙（HGH）	促進孩童的發育及幫助成年人適當運用脂肪和蛋白質作為能量。	腦下垂體
黃體激素（LH）	和青春期、排卵及懷孕有關。在經期中「黃體激素升高」能誘發排卵。	腦下垂體
催乳素	在生育後促進乳汁分泌。	腦下垂體
降血鈣素	調節鈣質濃度，尤其是如果體內出現鈣質堆積的話。	甲狀腺
促甲狀腺激素（TSH）	會影響新陳代謝。TSH 值改變可能會導致甲狀腺機能亢進（新陳代謝速度異常增快）或甲狀腺機能低下（新陳代謝速度異常減緩）。	甲狀腺
副甲狀腺素（PTH）	調節體內鈣質和磷濃度，尤其如果鈣質濃度低的話。	副甲狀腺
胰島素	將我們從食物中攝取的糖移至身體細胞中作為能量使用。	胰臟
高血糖素	無法使用食物來源時，從體內的化合物中創造能量。	胰臟

賀爾蒙	功能	分泌腺體
腎上腺素	又稱「戰鬥或逃跑賀爾蒙」；讓身體能夠在高壓甚至生命危急的情況下有效運用能量。	腎上腺
皮質醇	又稱「壓力賀爾蒙」；在回應壓力時釋放，能維持血糖值、調節新陳代謝，並且減少發炎反應。	腎上腺
雄激素	能夠促進生殖系統和功能的發育、促進青春期、調節情緒健康和性慾，同時也和雌激素製造有關。	卵巢
雌激素	負責生殖系統和生理期的發育與調節。雌激素有三種：雌二醇、雌酮，以及雌三醇，而雌二醇是女性體內雌激素中最具有生物活性和效力的。	卵巢和脂肪組織
黃體素	有助於每個月子宮內壁（子宮內膜）的增厚，以便在排卵後為可能懷孕提供支持。	卵巢、腎上腺，以及胎盤（如果懷孕的話）
睪丸素	調節性慾、生殖組織、身體組成，以及骨骼生長。是的，女性也有睪丸素！	卵巢

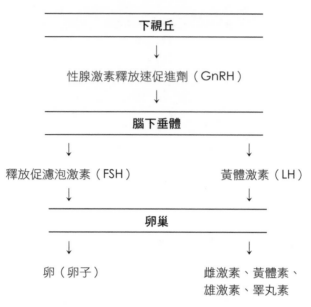

賀爾蒙運作過程

下視丘

↓

性腺激素釋放速促進劑（GnRH）

↓

腦下垂體

↓　　　　　　　　　　↓

釋放促濾泡激素（FSH）　　　黃體激素（LH）

↓　　　　　　　　　　↓

卵巢

↓　　　　　　　　　　↓

卵（卵子）　　　　　　雌激素、黃體素、
　　　　　　　　　　　雄激素、睪丸素

　　賀爾蒙是十分敏感的，但別擔心，這可是好事！影響賀爾蒙的因素非常多，包括我們吃的食物、壓力程度、缺乏睡眠、年齡、藥物，以及環境狀況，像是光線和溫度。下視丘會對這些因素做出回應，然後告訴身體製造更多或更少的該種賀爾蒙。舉例來說，下視丘非常容易受到焦慮影響。焦慮有辦法抑制賀爾蒙催產素的釋放，而這種賀爾蒙又稱為「愛的賀爾蒙」。因此，當妳感到焦慮時，妳當然沒心情和別人談情說愛！

細說生理週期

　　生理週期的目的是從一大群卵子當中釋放一個成熟的卵（卵子）。整個週期是這樣運作的：

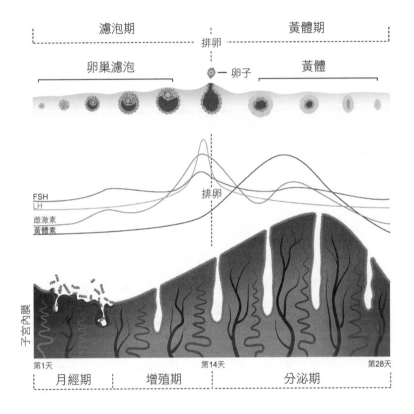

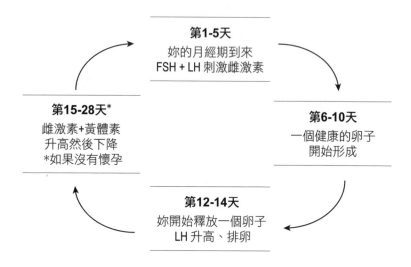

生理週期的過程

第1-5天
妳的月經期到來
FSH + LH 刺激雌激素

第6-10天
一個健康的卵子
開始形成

第12-14天
妳開始釋放一個卵子
LH 升高、排卵

第15-28天*
雌激素+黃體素
升高然後下降
*如果沒有懷孕

　　不論妳相信與否，每個月我們的身體都會做好懷孕的準備。當卵子沒有受精時，妳的月經期就會到來。一個完整的生理週期可以從 21 天到 35 天。妳的生理週期是從上一次月經期的第一天到下一次月經期的第一天來計算。例如，妳生理週期的第一天就是妳月經期的第一天。

　　生理週期並不是黑白分明的。也就是說，有些女性的週期較短，有些則較長。有些女性的生理期可能會超過五天以上，也可能在第 10 天到第 18 天之間排卵，或者有可能在她們排卵後的次日或生理期的前一天出現經前症候群。以下的細分解說，是根據一般平均 28 天的週期所制定的，但因應每

位女性的不同狀況而有諸多差異。下方的時間安排也是概略性的，因為生理週期並不是一種穩定不變的精密科學。請記住，每個人的身體都是美麗而且獨一無二的，所以了解妳自己的週期就可以了！

根據平均 28 天的週期所進行的進一步細分：
1. 月經期階段（第 1-5 天），妳會流經血。
2. 濾泡期階段（第 6-11 天），準備釋放卵子。
3. 排卵期階段（第 12-14 天），釋放卵子。
4. 黃體期階段（第 15-28 天），準備再一次流經血。

附帶一提，經前症候群在排卵後至月經期這段期間的任何時候都可能發生。

小提醒：我之所以將生理週期這樣區分，是為了要幫助妳了解在生理週期的各個階段，妳的身體需要哪些特定的營養。不過，妳過去學到的或許是濾泡期被認為是生理週期的前半，從週期的第一天算起，指的是排卵前所有的那些日子，而且可能超過兩週，根據妳何時排卵而定。請參見第 46 頁「濾泡期」以了解更多詳情。

好好感受每個新階段

　　生殖系統是很複雜的。每個階段都有錯綜複雜的高低起伏，並且和身體、情緒、認知、心情、睡眠以及賀爾蒙變化息息相關。妳知道在電視節目《鑽石求千金》（*The Bachelor*）中當那些參賽者描述整個節目過程就像一場情緒的雲霄飛車？沒錯，和那個節目一樣，生理週期的每一個階段都像是一場嶄新而狂野的歷險。妳最好抓緊了！

　　玩笑歸玩笑，生理週期的每一個階段，妳都會有不同的心情、營養需求、想法，以及嘴饞的慾望，這些全都是由賀爾蒙所調節的。妳或許不知道，但妳的賀爾蒙很依賴營養素。如果妳缺乏某一種營養素，妳的賀爾蒙就有可能失去平衡，而結果可能會是妳感到更加懶散無力、非常情緒化、性慾低落，或是長出生理痘。

　　妳是否也曾經在看過感人的 MV 之後覺得自己無法停止哭泣？對我而言，棉花糖（Marshmello）和巴士底樂團（Bastille）合唱的那首《更加快樂》（*Happier*）的 MV，讓我淚崩了快一個小時。（如果妳還沒看過那個 MV 的話，妳該現在就去打開電腦搜尋它。）雖然不一定完全受到賀爾蒙的驅使，但在週期中的某些階段裡，平時讓妳感到平淡無奇的事，卻可能會讓妳的反應完全失控。

　　要特別指出的是，有些人所感受到的症狀會比其他人更

為明顯。請注意，如果妳正在服用賀爾蒙避孕藥，或裝有子宮內避孕器，妳可能不會像在自然情況下那樣感受到同樣的症狀。但無論如何，妳都應該在生理週期的每個階段中好好面對自己的感受。此外，妳的生理週期也能讓妳知道很多關於自己的健康狀況，如果妳有壓力破表、缺乏必需營養素，或是賀爾蒙失調的問題，也都會週期中顯現出來。因此，平時留意這些因素是很重要的，請不要忽略它們。

2

食物週期法

　　為了不讓妳被月經掌控，我將會告訴妳如何擁有選擇的能力，透過食物週期法幫助妳扭轉乾坤，掌控妳的生理週期。食物週期法基本上就是在妳生理週期的每一個獨特階段吃對食物。我教的這種方法能夠讓妳掌握每個月週期的節奏，並補充正確的營養，讓兩者相輔相成，即使妳有在服用賀爾蒙避孕藥也同樣有效。在妳每個月的週期中，有些日子妳會想吃巧克力，有些日子妳會想喝葡萄酒，而我也會解釋為什麼會發生這些嘴饞的渴望。

　　請先進行以下測驗，來決定妳是否適合食物週期法：

　　在過去的六個月中，妳是否曾經……

1. 瞬間從心情大好變成心情大壞？

2. 感到易怒和暴躁？

3. 容易落淚？

4. 月經來潮前乳房堅硬如石？

5. 很難有「性」致？

6. 覺得即使睡了一晚的好覺，還是想賴在床上一整天？

7. 當著妳同事的面打哈欠卻不自覺？

8. 每餐後都會想來點甜的？

9. 出現頭痛，但不是因為宿醉或脫水？

10. 每個月有某幾週都會在下巴或臉頰上長出生理痘？

11. 覺得自己變胖或很難瘦下來，尤其是腰、大腿和屁股？

12. 覺得自己在每個月的某些日子很難抗拒嘴饞？

13. 感到焦慮，但卻又說不出具體原因？

14. 早上尚未進食前就已經覺得自己好像滿肚子都是食物？

15. 在生理期前感到焦躁和緊張？

16. 皮膚乾燥或脫屑？

17. 生理期前有明顯經痛感？

18. 經期不規律或沒來？

19. 非常不想或完全不想離開沙發？

20. 很難懷孕（在嘗試六個月以上之後）？

如果上述問題妳有五項或以上都回答「是」的話，請開始嘗試食物週期法。

食物週期法有助於解決：

- 心情陰晴不定、暴躁易怒
- 性慾低落

- 無精打采

- 疲勞

- 睡眠不佳

- 頭痛

- 乳房脹痛

- 無法控制的口腹之慾

- 經前症候群

- 賀爾蒙引起的生理痘

- 經常性腹脹

- 多囊性卵巢症候群（PCOS）、子宮內膜異位症（子宮外異常組織增生）、甲狀腺疾病、經期前情緒障礙症（PMDD），以及停經（生理期終止）等病症

- 經痛或血量多（月經絞痛）

- 生理週期不規律

- 難以受孕

　　許多這些症狀都可以透過食物週期法來管理，甚至讓它們消失無蹤。這也是用食物作為良藥的優勢！

　　和往常一樣，請繼續服用醫師開立的藥物，然後將食物週期法融入妳的生活中。例如，在服用二甲雙胍（用於治療糖尿病的藥物）或左旋甲狀腺素鈉等藥物時，是可以同時進行食物週期法的。事實上，妳或許還能透過食物週期法來治

療妳的症狀，但在還沒有和醫師討論之前，請勿自行停藥。

　　請注意：一旦確定的診斷、治療方案出爐之後，請向妳的醫療服務提供者諮詢，再考慮食物週期法。如果妳有任何以上症狀（例如：不孕、經期前情緒障礙症、子宮內膜異位症、多囊性卵巢症候群）或者有其他需要醫療護理或治療的病症，這些需要搭配營養建議及管理來醫治。

──────── 了解食物與生理週期 ────────

　　多虧妳強大的賀爾蒙，妳可能會做出一些超出妳掌控範圍的事。妳的行為事實上是由賀爾蒙衝動所主宰的，而非理智思考。所以如果妳發現自己在不知不覺中嗑光一包賀喜水滴巧克力，請不要太自責。

　　在妳生理週期的每個階段，聆聽妳的身體都是很重要的。如果妳感到腹脹特別嚴重（很可能只是水腫），或是最近都沒和朋友聯絡，因為妳離不開沙發，請不要太苛責自己。這些行為在妳週期中的特定階段其實都不是那麼不尋常的。我希望妳能夠深入理解這一切，但願這能夠讓妳和妳的身體和平共處，更加善待自己，而不是感到挫折和挫敗。（請參見第四章「都是週期階段惹的禍」。）

　　我想先聲明的是，食物只是生殖健康體系中的一環。我確實深信食物可以幫助人們療癒他們的身心，但這並不表示

妳應該把所有的雞蛋都放同一個籃子裡。儘管如此，請利用食物週期法來幫助妳養成更健康的飲食計畫和習慣，然後看看妳能夠有多大的成就。我保證，妳絕對不會失望的！

── 任何生理階段，都能事事順暢 ──

如果妳不知道該從何處著手，妳可以從下方的十項準則開始。這些特定的策略能讓妳從大方向著手，然後按自己的需求去調整每個階段的食物週期法。只要妳遵循這些有助於生理週期順暢的整體策略，妳就能夠擁有健康的生理週期。

一、多攝取抗發炎反應的食物

氧化壓力不僅會抑制我們的生殖健康，同時也會增加我們罹患慢性疾病甚至癌症的風險。氧化壓力之所以會傷害我們的健康，是因為大量具發炎反應的有害自由基分子，它們有能力可以啟動「有害」DNA，並且關閉「有益」DNA。有時候，我們無法控制氧化壓力，因為它可能會在我們不知道的時候發生。舉例來說，睡眠不足、環境污染物、久坐不動的生活方式、酒精以及抽菸，都是可能增加體內氧化壓力的因素。近期研究顯示，加工肉品像是培根、牛肉、熱狗以及午餐肉，都可能損害妳的健康、增加體內具發炎反應的自由基，並且提高罹患癌症和心血管疾病的風險。

健康宣導：留意日常飲食，過多的鹽分攝取很容易就會導致脫水和惱人的水腫。番茄糊、乳酪、番茄醬、鹹餅乾、湯以及熟食肉等加工食品中，都可能含有鈉。此外，沙拉醬、包裝麵包以及醬油的鈉含量也都很高。食用前請詳閱食品營養標示！

然而，妳可以攝取更多含豐富抗氧化物的食物，來幫助妳穩定甚至遏止有害的發炎反應，進而撲滅氧化壓力。有無數的抗氧化物都是從食物中攝取而來的，藉由飲食，能夠降低由氧化壓力所引起的健康風險。幸運的是，水果和蔬菜是豐富的抗氧化物來源，特別是那些富含維生素 A、C、E、類胡蘿蔔素和類黃酮的。

事實上，除了蘋果、柳橙和香蕉那些無聊的水果以外，妳可以嘗試攝取更多色彩鮮艷的水果。一些特殊的水果像是奇異果、木瓜、楊桃、火龍果以及百香果，能夠幫助妳攝取各種不同的抗發炎反應化合物，讓妳的身體就像勁量電池玩具兔一樣充滿活力！

攝取更多蔬菜能降低氧化壓力的發生，也已經得到證實。遵照美國農業部的建議，每個人應以每天攝取 5 至 13 份水果和蔬菜為目標。食用更多全天然、植物性的食品，就是妳對抗慢性疾病的營養防護！

如果妳只想靠營養補充品，遺憾的是，補充純化的抗氧化物尚未經證實能夠有效預防慢性疾病。讓真正的食物成為妳的良藥吧！

二、遵循地中海式飲食

　　地中海式飲食能對妳的生殖健康帶來正面的影響。研究顯示，停經前期的女性在採用地中海式飲食法僅僅兩個月之後，體內的發炎反應就減少了。事實上，這種飲食方式還能夠預防像是心臟病等疾病。

　　地中海式飲食法如下：

　1. 食用更多海鮮（像是鮭魚、淡菜以及鱒魚）、蔬菜、水果、扁豆、豆類、橄欖油、健康脂肪、全穀類、堅果、種籽、香草以及香料。

　2. 適量攝取肉類和乳製品，並且減少糖分、精緻油品以及高度加工食品的攝取。

　3. 飲酒適量（偶爾喝杯葡萄美酒是沒問題的，女士們！）

　　地中海式飲食本身就能夠讓妳多攝取來自水果、蔬菜、全穀類、魚類以及植物性蛋白質的真實天然食物。如此改變飲食甚至能夠有助於減重，因為妳已經不再仰賴那些充滿糖分、鈉，以及不健康脂肪來源的包裝食品。

　　此外，地中海式飲食中的食物甚至有可能可以改善糖尿病，因為這種飲食方式有助於穩定血糖。食用更多營養豐

富、複合性、全穀類的碳水化合物（例如豆類、蕎麥或藜麥）能讓血糖值保持穩定，而妳也會感到更加精力充沛！

如果妳不想每天晚上都煮一頓地中海式的大餐，其實超市裡的冷凍食品專櫃很容易就可以找到高品質而且健康的冷凍餐點，幫助妳遵循地中海式的飲食計畫。妳可以找到冷凍的花椰菜米、冷凍藜麥、冷凍鮭魚或鯛魚，如此一來，妳就可以輕鬆擁有地中海飲食的生活方式了！同時，妳也可以添購不含鈉的罐頭扁豆或其他豆類，像是鷹嘴豆或黑豆，作為攝取其他植物性蛋白質的選擇。

三、增加鐵質攝取

月經期後，妳的基因遺傳和妳所攝取的食物會影響妳身體實際吸收的鐵質濃度。因此，在妳詢問妳母親是否曾經貧血的同時，請確保自己多吃一些杏仁或杏桃，或是趕快把一些肉放進烤箱。事實上，研究人員發現，增加紅肉的攝取量或許能夠保護生育年齡的女性不會缺鐵。與攝取其他食物類（穀物片、豆類、蔬菜、水果、奶類和乳製品、魚類、蛋、白肉以及加工肉品）相比，研究結果顯示只有紅肉能夠改善鐵質濃度，加工肉品（例如熟食肉和香腸）對鐵質濃度則完全沒有影響。所以請不要吃一堆那種東西，知道嗎？如果妳想要吃肉，請確保妳所購買的肉是高品質的，而且來自妳信任的公司。雖然可能會貴一點，但購買在地（如果可能的

話）、草飼、有機的牛肉可能也是值得的。（請閱讀「月經期食物週期，第一部分」所介紹富含鐵質的食物。）

四、選擇更優質的碳水化合物

當妳的母親告訴妳，做事慢慢來比較好的時候，她說得一點也沒錯！而這個道理也適用於我們對碳水化合物的選擇。富含纖維和營養豐富的碳水化合物（像是燕麥、豆類、藜麥）吸收速度都比較慢，因此妳的身體有較長的時間可以獲取寶貴的維生素和礦物質。此外，這些有用的碳水化合物會讓妳維持飽足感更久，所以妳不會剛吃完一餐後，才過了十五分鐘又感到飢腸轆轆。（妳不覺得發生這種事真的很討厭嗎？）如果妳想要更活力充沛、血糖值更穩定平衡，甚至能擁有好心情，請把家中那些消化較快的精緻碳水化合物，像是白米和白麵，換成消化較緩慢的糙米和全麥麵。

在賀爾蒙平衡方面，纖維真的是王道！（我是不是應該說后道？）在排便方面，如果妳廁所跑得不夠勤，雌激素就可能堆積在大腸中，一而再再而三地繼續被重新吸收，讓妳體內有過多的雌激素。當雌激素在體內堆積過多時（無論是因為像這個便祕的例子，或是因為賀爾蒙出狀況、壓力過大、飲酒過量，或是環境賀爾蒙，也就是那些模仿雌激素的人工或天然化學物質），都可能會讓一切出亂子，包括妳的生殖健康。

對於體內雌激素過多的人而言，纖維或許能夠有助於平衡賀爾蒙。怎麼說呢？因為纖維的作用就像磁鐵一樣，會黏住在肝臟和大腸中的多餘雌激素，透過糞便將它排出體外。是不是很棒？研究人員發現每天食用 10 公克（約 2 茶匙）的膳食纖維，外加攝取 10 公克的麥麩營養補充品一個月之後，就能夠顯著減少體內的雌激素。如果體內有過多雌激素（尤其是子宮內膜異位症、經前症候群、經期前情緒障礙症或多囊性卵巢症候群），更多纖維就可能正是妳所需要的。

另一方面，如果體內的雌激素過低（通常是經由賀爾蒙檢查偵測出來，或是經期不規律或沒來），纖維可能會移除體內過多的雌激素，對週期造成負面影響，甚至中斷排卵。

為了找到最完美的平衡，我建議適量食用各種友善腸道和纖維豐富的天然食物，例如水果、蔬菜、燕麥、扁豆、藜麥以及豆類，來幫助妳維持週期平衡。請記住，妳的纖維攝取量必須符合妳身體及週期的需求。（請參見第九章的「少吃高纖」。）

回到碳水化合物。雖然妳可能一直都對美味的碳水化合物垂涎三尺，但妳或許會注意到，自己對碳水化合物的渴望在月經和月經到來前的階段特別厲害。在這段期間，妳的體內缺乏足夠的雌激素來供給那些提振心情的化學物質，像是多巴胺和血清素，這也就是為什麼妳會覺得碳水化合物特別有慰藉感的原因。碳水化合物會刺激多巴胺和血清素的製

造，幫助我們的大腦釋放快樂賀爾蒙，並且讓我們感受中的良好氛圍能夠持續下去。

為了讓妳保持神智健全（以及妳和妳另一半的關係），請不要剝奪自己享用那些讓妳心情愉快食物的權利，只要選擇慢消化、複合性，並且富含能夠讓妳有飽足感的碳水化合物就可以了。它們能避免妳的血糖上升或下降太快，妳也不會再有那種吃完甜食後感到疲倦的「糖崩潰」。最佳的低升糖指數食物，也就是那些慢消化和吸收的食物，都是富含纖維的，例如藜麥、全麥義大利麵、糙米、燕麥、扁豆、豆類、山藥或地瓜。不要從一開始就限制自己碳水化合物的攝取，只要選擇適合妳身體和大腦的就行了。

五、攝取足量維生素 D

維生素 D 可以說是生殖健康的後衛。從賀爾蒙的製造、胚胎的發育、大腦神經傳導物質的生成，到鈣質的吸收，它在每一個環節都會發生作用。妳知道我們的身體如果沒有維生素 D 的話，就無法吸收鈣質嗎？所以，攝取足量的維生素 D 是不可或缺的。

不僅如此，能夠促進睪丸素、黃體素和雌激素這些賀爾蒙來平衡甲狀腺及啟動腦下垂體的促甲狀腺激素 TSH 也少不了維生素 D。因此，如果妳缺乏維生素 D，我們的賀爾蒙運作很可能就會變得遲緩，無法維持正常速度。

只要每天在陽光下待個十五分鐘（即使擦了防曬），或是攝取強化全穀類穀物片、鮭魚、牛奶、蛋黃以及蘑菇，就可以獲得一天所需的維生素 D。維生素 D 讓妳所向無敵！

六、補充鋅

鋅是一個對生理期而言相當重要礦物質，但它卻很少受到重視！它一直都在修護妳的細胞，讓它們保持在最佳健康狀態，並幫助妳的卵巢完好無缺地運作。妳也需要攝取足量的鋅，才能夠製造生理期必需的賀爾蒙：FSH 和 LH，兩者對於排卵過程中的卵子發育和釋放都是不可或缺的。我們的身體不會儲存鋅，因此我們必須每天從飲食中攝取足量的鋅，才能維持適當的賀爾蒙值。事實上，攝取含鋅的食物，像是腰果、葵花籽、杏仁以及南瓜籽，都能幫助妳分泌雌激素和黃體素，這些都是在黃體期不可或缺的性賀爾蒙。只要妳平時做好基礎保養，在生理期的每個階段都攝取足量的鋅，就能讓每個階段都平穩順暢。妳做得到，對吧？

七、攝取健康脂肪

我們該正式告別那種「低脂心態」了，尤其當妳想維護生殖健康的時候。請多多攝取單元不飽和脂肪、多元不飽和脂肪和 Omega-3！所有這些健康的脂肪都能夠降低發炎反應，讓妳的身體保持在最佳狀態。Omega-3 能幫助妳對抗焦

慮、防止經痛,甚至讓血液更有效地在全身流通。在經前症候群中,子宮會釋放一種叫做前列腺素的發炎反應分子,妳所經歷的乳房脹痛和腹脹可能就是它造成的。如果子宮內有更多發炎反應(這很可能是經痛或經期不適的徵兆),妳或許會因此而感到很不舒服。想要抑制這種發炎性疼痛,請多食用富含 Omega-3 的食物,例如核桃、鮭魚、富含 Omega-3 的蛋以及亞麻籽。妳將會在本書中聽到很多關於這些有益心臟健康的脂肪,所以請多留意它們!

八、食用有助於穀胱甘肽的食物

　　穀胱甘肽(Glutathione),一種含有三種脂肪酸的分子,被認為能提供強大的抗氧化效用,足以讓妳的肝臟像上了油的機器般順利運轉。由於雌激素的分解主要在肝臟內發生,食用有助於支持高強度肝功能的食物是很重要的。穀胱甘肽或許能夠排除毒素,尤其如果妳體內有多餘的雌激素堆積,導致妳雌激素過多的話。硒,一種重要的礦物質,能有助於製造更多穀胱甘肽,所以硒越多,體內的穀胱甘肽就越多。聽起來是個勝利組合!食用更多含硒的食物,像是巴西堅果、鱈魚與蝦,能有助於讓妳的肝臟維持在最佳狀態。

九、食用富含鎂的食物

　　這種礦物質有助於達到完美的黃體素和雌激素平衡。它

也能放鬆子宮的平滑肌收縮，有助於緩解經痛。此外，鎂也能對抗月經期中那些令人難以忍受的頭痛。鎂的濃度在生理週期中會上下起伏，所以最好每天都能食用富含鎂的食物，像是全穀類、亞麻籽、藜麥以及地瓜。

十、喝水

　　不用多說，水對生命是不可或缺的。妳體內的每一個細胞都需要水。多喝水唯一的缺點是需要經常上廁所很不方便，但多喝水所帶來的好處絕對值得。先從一大早喝一杯水開始（熱水、冰水、加檸檬、不加檸檬，只要讓妳想喝怎樣都可以），為那些辛苦工作了一整晚，忙著從頭到腳修復和補充身體需求的細胞補水。

　　也許妳時常會腹脹與便祕，那是因為黃體素會減緩消化。黃體素是一種天然的肌肉鬆弛劑，能預防妳的肌肉過度緊繃，而這是很重要的，因為它能讓妳的子宮得以在每個月孕育一個卵子成長。幸運的是，水能幫助緩解黃體素所帶來的那些令妳腹部發脹的效應。每天喝 9 至 13 杯水，不過這個建議因人而異，有些人需要更多，有些人需要更少，只要注意一下尿液的顏色就行了。如果尿液顏色清澈，那麼妳喝的水量就是充足的。如果看起來有點偏深黃色，請立刻去喝一大杯水！在一天中不同時間點補充水分（而不是一下子喝一大杯），妳的身體就能夠運作得更好，讓妳消化順暢，肌膚

發光采，而妳的賀爾蒙和細胞功能也會維持正常。

想要讓水喝起來不那麼平淡無奇，妳可以放一些不同的小東西增添風味，例如鳳梨和薄荷，以及小黃瓜和羅勒。別再等了，現在就去裝滿妳的水壺吧！

── 食物週期法：最適合每個階段的食物 ──

信不信由妳，但有一些特定的食物，在營養上經科學證實能夠幫助妳在週期的每個階段都能感到容光煥發。我會分別介紹每一種營養素，以及最能夠幫助妳平衡心情、充沛精力，並且確保妳的身體和那些狂野不羈的賀爾蒙能夠相輔相成，而非互相作對的食物。別忘了，每個階段的時間長短只是概略估計，而生理週期長度則是因人而異，所以請根據妳個人獨特的生理週期來調整與進行。把螢光筆拿出來吧，接下來妳會用得到它！

❖ 月經期階段（第 1 ～ 5 天）

食物週期，第一部分：這段時期是當妳的身體排出剝落的子宮內膜，也就是妳月經來的時候。妳的目標是活化妳的飲食，讓身體補充流失的營養。

賀爾蒙的狀況：當黃體，也就是那些製造黃體素來支援並維護孕期的細胞，開始退化，而且也沒有胚胎著床的情況下（也就是肚子裡沒有寶寶），黃體素值就會劇烈下降。自從妳上次週期開始就一直在增厚發育的子宮內壁（子宮內膜）終於剝落，而現在妳也可以和妳的大姨媽打招呼了！雌激素值位於最低點，因此腦下垂體會釋放 FSH 告訴卵巢要準備釋放另一顆卵子，迎接即將發生的排卵。

食物＋營養

鐵質：該補充鐵質了！每天流失約一茶匙的血量（有些人還會因此有點貧血），有誰還能意氣風發？那個人絕對不是我。要對抗這些症狀，多補充鐵質就是關鍵！讓妳的身體從那些動物來源，像是紅肉、禽類以及魚類中攝取容易吸收的鐵質（血質鐵）來補充營養。非動物來源的鐵質（非血紅素）比較沒有那麼容易吸收，包括植物性、素食的來源像是扁豆、堅果、種籽、豆莢類植物、深綠色葉菜類、豌豆和豆類等。

維生素 C：想要促進非血質鐵的吸收，只要添加維生素 C 就可以了。這種組合能幫助妳的身體更有效地吸收鐵質，而我們在這段期間內絕對需要盡可能吸收所有鐵質！多準備一些檸檬汁、番茄、甜椒、青花菜以及柑橘類水果在身邊，在妳的白豆或鷹嘴豆泥中加點檸檬汁，或在妳的菠菜沙拉中加些草莓。維生素 C 不僅能幫助妳的身體吸收鐵質，也能在妳的飲食中增添一些抗發炎的抗氧化力量。一舉兩得！

維生素 B$_{12}$：如前所述，此時妳體內的雌激素和黃體素值都很低，所以妳會更容易想要在下午好好地睡個午覺。維生素 B$_{12}$ 是製造更多紅血球的重要元素。紅血球會攜帶氧氣到細胞中，妳的紅血球越多，妳的精神就會越好！維生素 B$_{12}$ 過低可能會導致妳昏昏欲睡，甚至會讓妳感到暈眩以及過度緊張。可以用乳酪、蛋、牛奶、魚類、蛤蜊、鮭魚、鮪魚或

禽類來補充妳的維生素 B_{12}。由於維生素 B_{12} 只存在於動物性產品中，如果妳是純素或素食主義者，請選擇含有維生素 B_{12} 的營養補充品，例如那些「替代」奶、營養強化的穀物片、大豆類製品，或是乳酪替代品像是營養酵母。

Omega-3：如果妳在第一天或第二天有經前症候群的問題，妳絕對不是唯一一個！很多女性在這個階段的初期都依然還會出現經前症候群（例如腹脹、疼痛、乳房脹痛）。此外，前列腺素，也就是引起疼痛感的脂質化合物，此時正是分泌最旺盛的時候。不過，請不要因為症狀而感到挫折，多吃一些有助於克服疼痛的食物，像是亞麻籽、Omega-3 強化的蛋、鮭魚和核桃。

鋅：鋅在每個月的這個時期是一種非常重要的礦物質。鋅能有助於重新礦化和清潔血液。在生理期可以食用牡蠣、牛肉、海帶、營養強化的穀物片和花生醬來提高鋅攝取量。

維生素 B：還不快把那些富含維生素 B 的碳水化合物交出來！這句話並不是要限制妳的碳水化合物攝取，只是要妳選對碳水化合物。最好的低升糖指數碳水化合物是那種富含纖維的，例如藜麥、糙米、燕麥、扁豆、豆類以及地瓜。

自然療法：飲食中添加薑、羅勒、薑黃、肉桂、大蒜、巴西利以及香菜，能有助於對抗發炎反應。一些提倡者相信覆盆子葉茶能減少經前症候群，但研究依然相當有限。

種籽週期法，第一階段：種籽週期法是一種飲食技巧，

在飲食中輪流食用種籽被認為能夠調節妳的週期。我將會在第三章的「種籽週期法」中更詳盡地探討，但在這個階段，如果妳想要使用種籽週期法，可以每天食用 1 大匙的亞麻籽和 1 大匙的南瓜籽，直到第 14 天。

營養禁忌：減少酒精、辛辣食物以及咖啡因的攝取。大量咖啡因可能會導致經血過多，增加鐵質流失和貧血的風險。咖啡因攝取過量經證實會在月經期階段提高雌激素，但這個階段的雌激素值應該要是低的。為了減少賀爾蒙干擾和失調，我建議每天最多飲用 1 至 2 杯咖啡因飲料。來自冰茶、檸檬汁和軟性飲料裡面的精緻糖類都會讓經痛加劇，因此請改喝不含糖的飲料，像是氣泡水、花草茶以及檸檬水。

身體的各種感受

妳或許會感到腹脹、疲倦，而且絕對是狀態不佳。妳在月經期中會流失鐵質，因此精力會下降，雌激素和黃體素值也很低，所以妳一定是感覺不太舒服的。頭幾天，妳或許會想吃碳水化合物和即食品（拜託放下那個貝果）來減少經前症候群症狀。基本上，妳會覺得不太像平時的自己。所以，小姐，妳的目標就是要放鬆，讓自己慢慢恢復。

疲勞：覺得想睡沒關係，尤其是因為循環雌激素和黃體素值驟降的緣故。因此，最好不要去挑戰很操的飛輪課或是工程浩大的居家改造計畫。花時間做瑜珈、健走以及輕度的

伸展運動。我們不需要在每個月的每一天都處於「啟動」狀態，特別在這個階段是更是如此。慢慢來吧。

嘴饞：妳可能會想吃熱食，像是燉菜、湯品或是讓妳感到舒服自在的家常炒菜。讓這些能帶給妳慰藉感的食物幫助妳重新找回精力，滋補養身，恢復元氣，準備面對生理週期的下一個階段。

經痛：特別是在我們月經期的頭幾天，經痛可能會讓人難以忍受。子宮必須收縮才能夠釋放子宮內壁，所以也難怪我們可能會經歷劇痛了。當內壁準備在月經期被釋放時，有些人也會在稍後的黃體期感受到這種不適。親愛的，忍耐一下撐過去吧！

❖ 濾泡期階段（第 6 ～ 11 天）

濾泡期階段嚴格來說，是從妳月經期的第一天開始算起，然後在妳開始排卵時結束。在執行食物週期法時，濾泡期階段的飲食計畫應從月經期結束開始算起，這將有助於讓飲食和營養準則及建議盡可能精準。

食物週期，第二部分：這段期間雌激素會開始增加，而妳的身體也會準備在排卵過程釋放一個成熟的濾泡（卵子）。妳的目標是食用富含各種營養素，同時攝取有益健康又均衡的飲食。

賀爾蒙的狀況：身體正在為排卵做準備。黃體素和雌激

素在這個階段開始的時候都很低，會進而誘發腦下垂體喚醒 FSH，FSH 會刺激成熟卵子濾泡的生長。濾泡是卵巢中包覆著卵子的液囊，有好幾個濾泡都會擴張，但在排卵過程中只有一個成熟卵子會被釋放（除非妳懷了雙胞胎，但那又是另一個話題了）。主導的濾泡會催促雌激素在這個階段結束時升高，目的是為子宮做好準備，以便能夠安然無恙地支援懷孕。這個階段結束時，LH 會驟增，進而刺激排卵，成熟卵子也會釋放，希望能夠受精。至於其他的賀爾蒙，睪丸素會在這個階段的尾聲開始上升，而黃體素則會保持在低點。

食物＋營養

植物性雌激素食物：食用有助於調節和支援雌激素的食物，就能讓妳持續升高的雌激素保持在穩定狀態。先從亞麻籽和南瓜籽開始，如果妳想進行種籽週期法（請參見第三章）的話，這兩種都是要角。其他富含植物性雌激素的食物包括大豆、鷹嘴豆泥、莓果、穀類、菠菜、大蒜、茴香以及苜蓿芽等。

纖維：纖維是一種妳在這個階段會渴望的碳水化合物，能讓雌激素保持平衡並促進排便順暢。富含纖維的食物包括燕麥、糙米、扁豆、豆類、莓果、堅果、種籽和蘋果等。

富含抗氧化物的食物：盡情享用色彩鮮艷的食物吧！請選擇抗氧化物豐富的食物，像是維生素 A、C 和 E。它們不

僅在排卵期能為生長中的濾泡提供養分，同時也能減少體內有害的氧化壓力。研究發現，體內氧化壓力過多和排卵前常見的雌激素過高有關。事實上，妳在排卵前很可能會流失維生素 C，所以多補充一點是很重要的。請在妳的餐盤上裝滿色彩鮮艷的食物，以便趕走不受歡迎的壓力和氧化現象，例如草莓、青花菜、地瓜、胡蘿蔔以及柑橘類水果等。

辛辣食物：該用辛辣食物豐富妳的生活了！辛辣食物或許能夠降低氧化壓力和減少發炎反應——我們的女性器官中發炎反應越少越好！食用含有辣椒素的食物，也就是辣椒、墨西哥青辣椒和卡宴辣椒中的活性物質。在動物研究中，富含辣椒素的飲食或能降低罹患心臟病、糖尿病以及高血壓的風險。雖然未來還需要臨床研究才能決定人類可以接受的攝取量，但辣椒素可能可以改善代謝、血管以及循環健康。如果妳對辛辣食物敏感或在食用辛辣食物後腸胃不適，最好不要過度食用辛辣食物。請根據妳能吃辣的程度和個人口味來調整妳的飲食選擇。

發酵食物：如果妳在經期中因為賀爾蒙值過低而出現腹瀉的情況，請在本階段食用能夠療癒腸道的食物來修復。妳可以用富含益生菌的食物來維持腸道平衡和補充好菌，像是優格和克菲爾，或是富含益菌生的食物，像是洋蔥、香蕉，以及大蒜，還有發酵食物像是醃過的蔬菜、德國酸白菜，以及韓式泡菜等。

肝臟「排毒」食物：富含硫的食物，像是羽衣甘藍、高麗菜、花椰菜以及青花菜，都含有能夠保護肝臟的吲哚類化合物，能幫助身體代謝掉肝臟中堆積過多的雌激素。

健康脂肪：在排卵前多食用一些健康脂肪是有益的，因為它能確保妳的身體有足夠的能量可以孕育並且釋放一個健康的濾泡。由於妳在排卵期間會因為雌激素導致的厭食（抑制食慾）效應而感到食慾不振，食用健康脂肪將能確保妳所需的健康賀爾蒙正常運作，為月經期提供保護。請攝取單元和多元不飽和脂肪酸，例如堅果、種籽、橄欖油以及酪梨，來促進良好的生殖健康及排卵。

鋅：從美味的食物中攝取鋅，包括酪梨、蛋、堅果、全穀類以及鷹嘴豆，來協助支援這個階段的卵子發育。

酒精：雖然這方面的研究依然不甚明朗，但研究顯示酒精會干擾肝臟中的雌激素代謝。酒精和雌激素都仰賴肝臟來代謝，然而當酒精和雌激素同時出現，雌激素代謝就會退居次位，而酒精則會先被肝臟代謝，進而導致血液中雌激素堆積。在研究中發現，使用雌激素貼片的更年期後婦女飲酒，會導致雌激素在血液中殘留，而酒精則會造成使用口服避孕藥的停經前婦女雌激素值升高。因此，在這個階段最好飲酒適量，避免雌激素在體內合成，並且讓賀爾蒙保持平衡。

提高生育力的食物：多攝取各種有助於提高生育力的食物，特別是在排卵前。請參見第十章列有妳一整個月都應該

多吃、有助於提高生育力的食物！

身體的各種感受

　　妳看起來耀眼極了！雌激素值上升能夠促進讓人心情愉悅的賀爾蒙。當雌激素值逐漸升高，精力和自信也會隨著增加，讓妳自然而然就嗨到高點！多虧了雌激素和睪丸素，妳的性慾也會開始恢復。逐漸升高的雌激素也可能會在這個階段的尾聲稍微抑制食慾，難怪妳不會像平常那麼貪吃了。

　　精力倍增：雖然妳可能在月經期中因為賀爾蒙處於最低點而感到無精打采，當雌激素和睪丸素開始上升時，妳的心情和腦力也會開始改善。

　　食慾改變：一開始，妳的飢餓感可能會比月經期階段略增，但不會比黃體期階段充斥著黃體素時來得高。當雌激素在濾泡期階段尾聲遞增時，妳攝取食物的慾望就會明顯下降。那是因為隨著生育期（排卵）越來越接近時，性愛方面的動機和慾望就會取而代之。

　　性感無比：睪丸素升高有助於刺激妳的性慾，當妳準備面對排卵的同時，它也會開始讓妳變得性感，魅力四射！

❖ 排卵或排卵期階段（第 12～14 天）

　　食物週期，第三部分：在這個時期，妳的身體會釋放一個卵子，賀爾蒙值也會升高。妳的目標是選擇高品質的營

養，而非大量的營養。

　　賀爾蒙的狀況：FSH 已經降低了，大量雌激素會誘發從腦下垂體分泌遽增，這個現象又稱為「LH 高峰」（LH surge）。LH 高峰會促使濾泡釋放卵子，來到輸卵管，在 24 至 72 小時內都可能有機會受精。大量的雌激素會讓妳的子宮頸分泌黏稠的黏液，有助於保護和捕捉任何游向卵子的精子。請注意，精子可以在子宮內存活五天，所以嚴格說來，它甚至可以在妳排卵前進入子宮等待讓妳受精。如果妳還不想要懷孕的話要特別小心！

　　從濾泡期階段就開始飆高的雌激素，終於在排卵時達到了高點，大約是第 12-14 天。由於 LH 高峰的影響，睪丸素也會在排卵期間飆高。由於黃體的發育，黃體素也會逐漸開始增加。

食物＋營養

　　纖維：維持良好賀爾蒙平衡的關鍵。腸道細菌決定了妳需要多少賀爾蒙才能達到雌激素和黃體素的完美平衡。為了在這個階段找到最完美的平衡點（別忘了，妳有可能不會像往常那樣飢腸轆轆），請選擇富含纖維但不那麼飽足的食物，例如藜麥、莓果、北非小米以及 Farro 小麥。

　　肝臟「排毒」食物：想要讓妳的肝臟像鑽石一樣乾淨，請多食用富含硫的食物，像是羽衣甘藍、花椰菜、抱子甘

藍以及芥菜葉來提高穀胱甘肽濃度。富含抗氧化物的覆盆子莓、草莓以及甜椒，也都能提高穀胱甘肽濃度。或者，直接從菠菜、酪梨和蘆筍當中攝取穀胱甘肽。多攝取一些蔥屬的蔬菜，像是洋蔥、大蒜和紅蔥頭，它們能有助於讓妳的肝臟運作順暢。烹調加熱的過程可能會導致穀胱甘肽的濃度降低或減少吸收，如果可以的話，這些食物最好直接生食。

　　鋅：我們已經知道鋅是一種強大的抗氧化物，能夠促進健康排卵，同時有助於生產高品質的卵子。無論妳是否有懷孕的打算，鋅都能幫助妳的細胞保持活力，隨時都能保持在最佳狀態。富含鋅的食物包括南瓜籽、燕麥、藜麥、無花果以及全穀類。

　　鎂：在排卵過程中免不了會流失鎂，快先下手為強，補充大麻籽、亞麻籽、豆腐、杏仁、藜麥、高粱以及大麥吧！確保妳在這個階段攝取足夠的鎂，避免缺鎂的狀況發生。

　　蛋白質：如果妳在這個階段特別想留在健身房健身，這是很正常的！大量的睪丸素會讓妳在運動時格外起勁。請在這段期間攝取足量的蛋白質來適當修復和重建運動後的肌肉組織，像是瘦肉和禽類、魚類、蛋、希臘優格以及堅果。妳在這個階段或許不會特別感到飢餓，這些富含蛋白質的食物能夠為妳補充體力和維持能量，無論妳是否有在運動。

　　酒精：研究顯示雌激素可能會改變多巴胺的濃度，在排卵期間，當雌激素值升高的時候，酒精的獎勵效應也會隨之

增強，導致女性想要喝更多。因此，酒精在這個階段會讓人覺得更刺激、更具獎勵效果，而我們也就更容易貪杯。研究也指出女性更容易有成癮現象，或許甚至更容易在這個階段去追求飲酒所帶來的愉悅亢奮效果。所以，在妳伸手去拿另一杯黑皮諾葡萄酒之前，請留意一下酒精對妳的作用吧！

身體的各種感受

妳覺得自己像世界之王（或者我應該說女王）。精力充沛、自信滿滿，舉手投足都充滿正能量。親愛的，妳耀眼極了！至於妳的飢餓感，雌激素抑制食慾的效應讓妳暫時對披薩和義大利麵失去了興趣，而妳也會越來越想要做愛。不如現在就播放一首馬文・蓋伊的歌吧……

趾高氣昂的女力：雌激素升高了，睪丸素也達到高峰。妳覺得自己變得更性感，更果敢，而且自信十足。勇往直前、永不止息！

下體的迷惘：呃，那是什麼東西？別緊張，這只是妳的子宮頸黏液罷了。妳可能會注意到下體分泌物的變化，因為它在這個階段會變得清澈和有延展性，就像蛋白一樣。不必恐慌，這是正常的，而且是生殖健康良好的表現。

口腹之慾：多虧有了雌激素和睪丸素來助陣，妳的性慾達到了巔峰，而女性的行為表徵也從四處覓食轉變為想要做愛。當妳進入受孕機率最高的時期之後，這種賀爾蒙方面的

轉變不僅能夠發揮極大的作用，而且對於延續哺乳類動物的生命是必需的。在排卵期間，被認為會促進食慾的黃體素值會降低，性賀爾蒙在有機會受孕的這段期間會操縱並抑制食慾。科學家相信女性在受孕機率最高的這段期間，在飽足感方面的門檻較低（也就是說妳很容易就飽了），為的是能夠把多一點時間挪用在交配上。因此，食物選擇方面請重質不重量，好讓妳有足夠時間可以享受性愛。

我喜歡動滋動滋： 去參加那些高強度間歇訓練（HIIT）的運動，像是飛輪課、CrossFit 混合健身以及體能訓練營！大量的睪丸素能幫助妳投入更多精力在運動上，而且甚至可能還會讓妳不自覺地在舉重的最後一輪大吼出聲。

❖ 黃體期／經前階段（第 15 ～ 28 天）

食物週期，第四部分： 這個時期妳的身體會重建並增厚妳的子宮內壁，為妳下一次的月經期做好準備。又或許妳已經懷孕了。無論如何，妳的目標是忍耐一下讓自己撐過去。

賀爾蒙的狀況： 黃體會分泌大量的黃體素（以及一些雌激素）來協助重建並增厚子宮內壁，為可能發生的懷孕做準備。現在，妳的體內基本上已經是黃體素的天下。睪丸素已經離開了，而雌激素在黃體素高峰的狀態下是扮演副手的角色。LH 和 FSH 這些賀爾蒙值都很低。如果卵子沒有受精，黃體就會分崩離析，子宮內壁也一樣，導致黃體素和雌激素

下降，有些人則會出現經前症候群。最後，黃體素的下降會誘發月經期的第一天，妳的週期也會再度開始。

> 小常識：黃體期階段是所有階段中最可靠的。因為它的變動不大，而且總是會發生在排卵到月經來潮的第一天之間。就是這樣。

食物＋營養

水：雖然聽起來很囉唆而且像是廢話，但喝足夠的水對於消除腹脹卻極為必要。吃完一頓鐵板燒晚餐或墨西哥捲餅後，妳很可能發覺小腹發脹，但在這個階段，就算妳沒有攝取太多鈉，也可能會覺得自己脹得像個氣球，這是因為升高的雌激素和黃體素值讓我們更容易水腫。研究顯示，黃體素和雌激素可能會干擾體內的液體和鈉調節。也難怪這時候一想到要穿上「緊身」牛仔褲，就讓妳想要怒吼。幸好現在又流行超彈力運動褲了，真是一大福音！

天然糖類：既然妳已經知道自己可能會無精打采，不如事先囤積一些天然糖類，像是黑巧克力、花生醬、優格、蜂蜜、新鮮水果或果乾、冰沙。這些成分天然的甜食能夠讓妳的大腦快速提升能量，同時也會讓妳笑顏逐開。請參見第四章「都是週期階段惹的禍」了解更多詳情。

種籽週期法，第二階段：把第一階段的種籽換掉，在第二階段第 15-28 天期間，每天改以食用 1 大匙的葵花籽和 1 大匙的芝麻。請閱讀第三章。

- 維生素 D：請參見第 97 頁。
- Omega-3：請參見第 96 頁。
- 鎂：請參見第 101 頁。
- 維生素 B 群：請參見第 94 頁。

　　自然療法：精油或許能有助於緩解經痛，尤其是薰衣草、鼠尾草以及馬鬱蘭。使用含有這些精油乳液的女性（和安慰劑精油相比），能夠減緩並縮短經痛的強度與時間。想要對抗發炎反應，可以在飲食中添加香草和香料，例如薑、羅勒、薑黃、肉桂、大蒜、巴西利以及香菜。西洋牡荊，又稱聖潔莓，或許能有助於緩解經前症候群症狀，但研究結果目前仍未有定論。

身體的各種感受

　　這個階段妳更需要來自食物的營養和大量能量，來幫助妳重建子宮內壁。這會是妳飢餓感最重的時期，而妳也會渴望攝取更多脂肪和碳水化合物。妳不會有太多讓妳感覺良好的賀爾蒙，也會感到更焦慮、更疲累，腹脹的頻率也會更頻

繁。妳或許會想要一天到晚賴在沙發上。經前症候群可能會在這個階段靠近尾聲的時候出現。沒錯，那表示經痛、肚子不舒服、睡眠障礙、頭痛，以及更多「餓到發怒」的時候又到了。請參見第五章了解關於如何用營養緩解經前症候群。

嚴重腹脹：在這個階段，身邊請隨時準備好一瓶水，以防自己感覺脹得像顆氣球！當雌激素和黃體素值較高時，我們的身體就比較容易囤積水分。體液積聚是妳的身體用來預防脫水的方式，雖然腫脹令人不適，但對於維持體內動態平衡方面來說非常重要。除此之外，黃體素（此時非常活躍）會讓消化道的速度減緩，進而造成小腹腫脹。想要緩解腹脹，請多喝一點液體來減少體內的鹽分滯留，同時也幫助排便。請選擇具有舒緩效果的茶，像是綠薄荷、涼薄荷或薑茶，不但可以減緩發炎反應，同時也能補充水分。我建議購買一個 950ml 的水壺，幫助妳達到液態平衡，讓妳能夠順利把褲子的鈕扣扣上！

甜食誘惑：對甜食的渴望和大增的食慾特別明顯，因此，在這段期間，女性也會攝取較多熱量而且特別想吃高脂肪和高複合碳水化合物的食物。這可能和 β - 內啡肽的合成有關。這是一種被認為能夠抑制疼痛、刺激食慾的內啡肽。

在黃體期階段，有兩個妳對甜食的渴望可能格外顯著的特別時段。第一個是在黃體期階段一開始的時候，那時黃體素尚未出現（大約是第 15-18 天），而第二個時段則是

在黃體期階段尾聲，當雌激素下降的時候（大約是第25-28天）。不過別擔心，這些對甜食的強烈慾望，以及高漲的情緒，例如焦慮或壓力，都是很正常的。

性慾較低：黃體素不僅有能力對抗雌激素抑制食慾的效果來增加妳的食量，它同時也能夠毀掉妳的性慾。此外，在這個階段睪丸素值很低，基本上也會抑制妳的性慾。所以，如果妳沒興趣辦事，請告訴妳的伴侶，問題不在他們身上，都是賀爾蒙在作怪！

慈悲為懷：黃體期階段會讓女性變得更想社交，想要經營和建立社交關係。一項研究發現女性在黃體期階段更容易送禮物給自己心愛的人，以及捐錢和時間給慈善機構。這個階段會激勵女性去培養和建立社交聯盟。別一個人窩在沙發上，快去和妳的好姊妹們聯絡吧！

焦慮破表：那些在生理週期中黃體素平均值較高的女性，比那些黃體素值較低的女性更容易出現焦慮的現象。雖然黃體素是一種抗焦慮的賀爾蒙，但過多的黃體素有可能會讓皮質醇和壓力超出負荷。除了更焦慮之外，黃體期階段和濾泡期階段相比，也有可能出現壓力較多的情況，因為過多的賀爾蒙可能會提高皮質醇的活動力。如果妳覺得這跟妳的狀況很像，請備妥洋甘菊茶、薰衣草等精油，以及湯或燉菜類的溫熱食物，撫慰妳緊繃的神經。

3

種籽週期法

　　如果妳不知道種籽週期法是什麼，其實妳並不孤單。它有時又被稱為種籽輪換法，指的是根據妳週期中的日子，在妳的飲食計畫中交替食用種籽。種籽週期法現在非常流行，它能幫助妳擁有更良好、更健康以及更平衡的週期。

　　在種籽週期法中，妳需要吃四種種籽來達到特定的營養效益：亞麻籽、南瓜籽、芝麻以及葵花籽。這些種籽有一種特定的食用方式。舉例來說，妳要在週期的前半（第 1 ～ 14 天）每天食用亞麻籽和南瓜籽。在週期的後半（第 15 ～ 28 天），妳則把那些種籽換掉，改吃芝麻和葵花籽。請注意，種籽週期法是根據 28 天的生理週期來制定的。

　　在詳盡探討種籽週期法之前，讓我事先聲明：雖然研究顯示，食用特定種籽能對於妳的賀爾蒙有益，但並非針對這裡提到的種子週期法與賀爾蒙平衡之間的關聯。

　　這也是為什麼我在鼓勵大家多吃種籽時，僅提及種籽是天然健康食物的原因。請把種籽週期法想成是一種推動妳多吃那些富含必需維生素和礦物質的真正食物的方法。

種籽週期法對於擁有規律經期、賀爾蒙失調以及控制生育的人士都有幫助。它或許可以緩解經前症候群以及多囊性卵巢症候群引起的症狀、減輕子宮內膜異位症的疼痛、減少痛經、對抗停經，以及有助於克服疲勞、睡眠干擾、經期不規律、賀爾蒙引起的生理痘等等問題。

請記住，賀爾蒙在週期當中本來就會上下起伏。某些種籽可能會干擾整個週期中自然的賀爾蒙波動，所以請務必向妳的醫生諮詢，了解哪些賀爾蒙是妳需要特別注意的。

根據我個人從事營養諮詢的經驗，種籽週期法並沒有特別的危險，而且也不會對健康造成傷害。我曾見過它能夠幫助人們成功調節她們的賀爾蒙並緩解經前症候群，但我不會說它是神奇的萬能療方。

———— 人人都能擁有賀爾蒙平衡 ————

猜猜是誰在精心維護我們微妙的賀爾蒙平衡？就是我們的器官！腎臟、肝臟以及腸道都是一天二十四小時、一週七天在努力維護賀爾蒙平衡。然而，如果我們的器官與內分泌接觸到大量的干擾物（來自毒素、金屬、塑膠）、經常感到壓力過大（導致我們的交感神經系統釋出「戰鬥或逃跑」的賀爾蒙和皮質醇）、睡眠不足，以及在飲食中缺乏某些營養素時，這個過濾系統就可能會出現堵塞。

如果我們的器官過勞，我們就可能會注意到一些不愉快的症狀，像是經前症候群、生理痘、心情陰晴不定以及疲勞。種籽被認為能夠讓妳的器官恢復正常運作，來處理賀爾蒙負荷的問題。把種籽想成是聖誕老公公的助手吧，它們會在妳有需求的時候提供協助。基本上，食用更多種籽能幫助身體重新校準，這也就是為什麼我推薦在飲食中多撒一些種籽的原因。我會幫助妳了解我們目前在種籽週期法方面的知識，以及它如何能幫助妳更好的掌控妳的生理期健康。

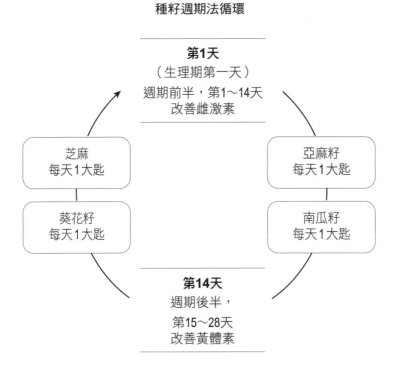

種籽週期法循環

第1天
（生理期第一天）
週期前半，第1～14天
改善雌激素

芝麻
每天1大匙

亞麻籽
每天1大匙

葵花籽
每天1大匙

南瓜籽
每天1大匙

第14天
週期後半，
第15～28天
改善黃體素

這些建議都是以平均 28 天的週期為基準而制定：

前半，第 1 ～ 14 天，或者可以用新月到滿月來計算，如果妳沒有月經或者經期不規律的話。（妳可以搜尋月圓月缺狀態）。

- 每天 1 大匙的亞麻籽粉
- 每天 1 大匙的南瓜籽（可以選擇磨碎）

後半，第 15 ～ 28 天，或者可以從滿月到新月來計算，如果妳沒有月經或者經期不規律的話。

- 每天 1 大匙的葵花籽（可以選擇磨碎）
- 每天 1 大匙的芝麻（可以選擇磨碎）

女性的週期和月亮週期息息相關。那些週期不規律或週期過短或過長的女性，或許可以跟隨月亮週期的韻律來讓她們自己的週期同步。舉例來說，在新月的時候，從第一階段的種籽週期法開始，然後在滿月的時候換成第二階段進行。這樣做或許有點詭異，但值得一試！

亞麻籽，第一階段

❖ 目標：提升並平衡雌激素

食用亞麻籽的目的就是要在這個階段讓雌激素達到完美平衡。我們希望能夠在這個階段製造足夠的雌激素，來幫助重建子宮內壁，但又不至於讓我們出現雌激素過多的情況。如果體內有過多雌激素，我們可能就會出現經前症候群、腹脹以及乳房脹痛。那些就免了！

❖ 關於亞麻籽的基本常識

亞麻籽能夠模仿和影響雌激素代謝，是木脂素和異黃酮最豐富的來源之一，而這些都是一種叫做植物雌激素的植物性營養素。如果體內的雌激素過剩，木脂素有助於將多餘的雌激素排出。這對於那些患有經前症候群、多囊性卵巢症候群、甲狀腺機能異常、缺乏排卵、經期不規律，或是有乳癌病史的人都可能很有幫助：

那些有罹患乳癌病史的人最好避免攝取大量植物性雌激素（例如亞麻籽），包括但不限於黑升麻、紅三葉草、月見草油（或是含有這些成分的營養補充品），以及食用過多的大豆類產品。因此，在決定是否在每日飲食中添加亞麻籽之前，請務必向妳的醫師諮詢。

想要達到雌激素平衡，研究人員認為亞麻籽中的木酚素可以改變雌激素表現。根據身體的需求，木酚素能夠阻斷或促進雌激素吸收，所以它會根據身體的狀況產生不同的表現方式。木酚素對雌激素的影響依然是當前非常熱門的話題，而且持續產出更多的研究成果。

科學研究這樣說

恢復賀爾蒙平衡：

- 亞麻籽能夠阻止性賀爾蒙雄激素（例如睪丸素）轉變為雌激素，有助於讓雌激素值維持在低點。

- 每天食用 25 公克（約 4 大匙）的亞麻籽粉能大量減少更年期後女性的雌激素活動力。

- 木酚素能刺激一種在肝臟中製造，叫做性賀爾蒙結合球蛋白（SHBG）的賀爾蒙，能夠減少雌激素、睪丸素，和二氫睪酮的循環和活動力。這對於那些患有多囊性卵巢症候群的人士或許有幫助。

- 亞麻籽粉也含有大量的纖維（是種籽週期法中所有種籽中含量最多的），有助於將雌激素排出體外。

幫助排卵： 在一項小型研究中，研究觀察了週期規律的女性長達三個月，期間她們的飲食採取一般雜食、低纖維的飲食方式。之後又研究觀察了她們三個月，飲食方式維持不變，但添加了亞麻籽粉。那些每天攝取 1 大匙亞麻籽粉的女

性比起控制組中沒有食用亞麻籽粉的女性擁有更多成功排卵的月數。導致無排卵週期（週期中沒有排卵）的原因包括卵巢儲備減少、原發性卵巢功能不全、年齡，或多囊性卵巢症候群等。

減少經前症候群和發炎反應：亞麻籽含有 Omega-3 脂肪酸，這是一種對抗發炎反應的物質。我們的生理週期，從第一天開始，本身就是一種發炎反應的過程。因此，亞麻籽或許能夠抵擋和經前症候群相關的疼痛和發炎反應。亞麻籽同時也經證實能夠減少 C 反應蛋白，這是當肝臟偵測到體內有發炎反應時會製造的一種蛋白質。

妳該留意的攝取秘訣

亞麻籽能提供抗發炎和高纖的益處，或許可以促進排卵，並有助於在必要時讓身體排出多餘雌激素。真是一種不可多得的功能性食物！

──── 南瓜籽，第一階段 ────

❖ 目標：提升和平衡雌激素

南瓜籽富含抗發炎反應和 Omega-3 及 Omega-6 脂肪酸等營養素，也含有類似亞麻籽中的木酚素。

更年期症狀：補充南瓜籽油能減少更年期症狀像是熱潮紅、頭痛和關節疼痛。

減少雌激素：食用南瓜籽經證實能減少過多的雌激素，同時在 12% 的更年期後婦女身上降低了罹患雌激素受體陽性乳癌的風險。

妳該留意的攝取秘訣

南瓜籽可能帶來的好處包括緩解經前症候群症狀，這都要歸功於像鎂和鋅這些營養素的抗發炎及促進健康的力量。請參見第五章「經前失調症」了解更多關於鎂和鋅的益處。

—————— 葵花籽，第二階段 ——————

❖ 目標：提升和平衡黃體素

下一個階段著重於食用那些能夠提升黃體素的種籽。黃體素有助於增厚子宮內壁，在每個月幫助子宮為可能發生的懷孕做好準備。葵花籽是豐富亞油酸的來源，這是一種具有鎮靜效果的 Omega-6 脂肪酸，能有助於放鬆肌肉。葵花籽能減輕因經痛所引起的疼痛和腹脹感。葵花籽也富含維生素 B_1、B_6 和鎂，這些都能有助於緩解經前症候群。

科學研究這樣說

硒的力量：葵花籽是由強而有力的抗氧化物所組成的，例如硒，能夠有助於支持生殖系統和甲狀腺賀爾蒙的新陳代謝。只要 2 小匙的葵花籽，就能提供女性每日建議攝取量（RDA）31% 的硒。

黃體素提升：在研究中，維生素 E 有助於增加黃體素，而葵花籽則是良好的維生素 E 來源。

減少雌激素：食用葵花籽能減少體內過多的雌激素。

妳該留意的攝取秘訣

雖然目前缺乏針對葵花籽對生理週期影響的大型人體研究，但在飲食中添加葵花籽有許多好處，它能提供有益的 Omega-6、鋅、硒、維生素 E 和大量 B 群維生素。此外，2 大匙的葵花籽能提供良好的鐵質來源，而這是許多女性都缺乏的，尤其是如果她們在經期所流失的血量偏多的話。

在黃體期感到憂鬱是很正常的，因為提振心情的神經傳導物質血清素暫時離場了。然而，葵花籽中所含的維生素 B 群具有提振心情的能力，並幫助在這個階段減輕焦慮。請參見第五章「經前失調症」了解更多詳情。

芝麻，第二階段

❖ 目標：提升和平衡黃體素

芝麻也含有能夠調節賀爾蒙的木酚素、抗發炎反應的必需脂肪酸以及植物性雌激素。和其他種籽相比，芝麻所含的鋅最多，經證實也能夠緩解經痛。

和葵花籽一樣，芝麻也是優良的亞油酸來源，提供許多有益心臟健康和抗發炎反應的 Omega-6。請務必攝取足量的維生素 B、鋅和鎂，將芝麻中的營養素轉化成有助大腦健康的可用化合物，像是 DHA 和 EPA。下一次，妳可以在燕麥上撒點芝麻，或是加一大把在早餐的炒蛋中！

科學研究這樣說

減少過多雌激素：連續食用 7 大匙的芝麻粉長達五週，能夠大幅降低性賀爾蒙結合球蛋白，進而可能有助於排出體內多餘的雌激素。

減少多餘雄激素：連續食用 7 大匙的芝麻粉長達五週之後，性賀爾蒙雄激素也大幅減少了。芝麻粉也可能對雄激素過多的人有幫助，特別是罹患多囊性卵巢症候群的人士。

生理期的復活：食用約 4 大匙的芝麻粉連續七天能有助於催促生理期到來，並治療經血過少的症狀。

黃體素派對：芝麻含有非常豐富的鋅，或許能幫助妳提

升黃體素。研究發現黃體素和鋅能幫助達到賀爾蒙平衡。

抗發炎功效：芝麻對妳的健康真的是好處多多！它能避免那些超級抗氧化物，像維生素 E 和 γ-生育酚，在體內分解，好讓它們能夠持續發揮神奇的療效。這些抗氧化物在黃體期特別重要，也就是當妳的生理期快來的時候。把芝麻想成是火力全開捍衛及守護著妳的健康的明星足球守門員吧！

妳該留意的攝取秘訣

芝麻是否能操控賀爾蒙平衡雖然證據有限，但它可以是健康飲食的一部分，能減少發炎反應並補充抗氧化物。

月見草油

可以考慮在第二階段添加補充月見草油。月見草油是一種 γ-次亞麻油酸（GLA），富含 Omega-6。具有抗發炎反應的功效，來自食物來源的 GLA 也可能過阻發炎內分泌組織的生長。GLA 最佳的食物來源是大麻籽、全穀類，以及發芽亞麻籽麵包（Ezekiel bread）。

目前尚未有足夠證據支持月見草油的使用，因為它也具有潛在危險的副作用，特別是對那些患有心臟病症或是正在服用心臟藥物的人士。替代醫學是不能取代標準醫學照護的，所以請務必銘記在心！

———— 吃真正的食物 ————

如果妳認為嘗試種籽週期法能帶來好處，請儘管去做吧！妳必須嘗試種籽週期法至少三至四週，才能注意到明顯的改變。追蹤妳進行種籽週期法之前的症狀（長痘痘、腹脹、經痛）和之後的狀況，看看是否有顯著的變化。

顯然地，種籽週期法並不是精確的科學，但我們都可以從種籽中豐富的 Omega-3、Omega-6、抗氧化物、維生素和礦物質中受惠！種籽中所含的特殊維生素和礦物質（例如鋅、鎂、維生素 E 和維生素 B1）全都被認為是有助於減輕疼痛生理期症狀的工具。種籽週期法或許無法完全像妳期望中那樣重新平衡妳的賀爾蒙系統，但它絕對可以幫助妳邁向更健康的飲食。誰不想要在他們的餐點中撒上風味獨特又香脆美味的種籽呢？請記住，真正的食物才是常勝不敗的！

種籽週期法的一般準則＋
其他關於種籽方面的有用建議

1. 盡可能使用有機生種籽。最好不要使用市售的烤堅果。
2. 如果妳對種籽過敏，請勿食用！
3. 如果妳以前從未吃過種籽，請慢慢開始，先嘗試每天吃 2 大匙，以防腹部不適、腹脹和腹瀉。

4. 在食用含有種籽的餐點時，請搭配飲用至少 250 至 450c.c. 的水，以協助排便順暢。

5. 如果種籽讓妳腸胃不適，可以嘗試先將它們浸泡在溫水中 8 至 10 小時，讓它們更好消化。此外，浸泡也能減少植酸並加強營養吸收。

6. 對某些人而言，發芽種籽可能較好消化（亞麻籽無需浸泡或發芽）。如果還是出現不適，請停止食用。

7. 請購買新鮮亞麻籽自行研磨。亞麻籽必須在食用前再研磨，以減少腐壞情況並且促進吸收。

8. 請購買完整、乾燥、金黃色或棕色的亞麻籽，而非已經研磨好的粉末，以確保擁有最高的營養品質。在研磨種籽時，請使用咖啡豆研磨機或香料研磨機。不要一次研磨太多（每次研磨三至四天的分量或者甚至是食用前再研磨），因為種籽在研磨後可能會腐壞或氧化。

9. 將所有的種籽儲存在一個附有密封蓋的玻璃罐中（我最愛我的梅森罐了），置於冰箱中保存。

10. 有效的證據顯示，每天添加 1 至 2 大匙的亞麻籽粉在妳的飲食當中，能幫助妳恢復月經期和排卵。

11. 妳可以在週期的任何一天開始進行種籽週期法，只要確定妳所選擇的種籽是適合那個階段的即可。

12. 如果妳想要補充種籽以外的養分，有些提倡者建議在第一階段添加 EPA 和 DHA 魚油（每天 1,500 毫克）的組合，

在第二階段添加月見草油。EPA 的劑量為每天一至四次，500 至 6,000 毫克，最多食用十個月。先從最小的劑量開始，然後按需求增量。請向妳的醫生諮詢最適合妳的療程。

13. 如果妳有經前症候群、經期前情緒障礙症、多囊性卵巢症候群、子宮內膜異位症、甲狀腺機能亢進症／低下症、橋本氏甲狀腺炎、葛瑞夫茲氏病或是停經，抑或是更年期、在服用避孕藥，或在使用其他賀爾蒙避孕方式，都依然可以進行種籽週期法。

14. 如果妳有興趣食用其他種籽，例如大麻籽、奇亞籽或是瓜子來取得類似的種籽週期法健康效益，像是 Omega-3、鋅、葉酸、鐵質以及鎂，都歡迎嘗試！

15. 健康好菌對於分解腸道中的種籽是不可或缺的，因此維持健康的腸道菌叢十分重要。一個新的研究領域正在探索有關基因、菌群和酵素的組合，稱為雌激素體，並研究它如何負責在腸道中調節和分解雌激素。在食物中攝取大量的益生菌，能夠強化妳的體內生態，也能夠讓那些賀爾蒙值維持在最佳狀態！請參見第 106 頁的「益生菌」。

16. 大多數針對食用種籽的研究都超過兩週以上，所以如果妳想要繼續食用某個種籽，因為它有助於緩解妳的症狀，妳並不需要在兩週之後就停止食用。

17. 如果食用種籽會讓妳因為任何原因而感到壓力倍增，請勿食用，拜託！

幾種幫助妳食用更多種籽的建議：

- 添加至優格、燕麥奶，以及奇亞籽布丁燕麥粥中。
- 將芝麻撒在芝麻醬上。
- 用希臘優格製作亞麻籽布丁。
- 撒在沙拉上。
- 包進捲餅中。
- 撒一些在地瓜上。
- 加入瑪芬蛋糕中烘焙。
- 製作南瓜麵包。
- 撒一些在鬆餅麵糊中。
- 將它們藏在自家烘焙的餅乾中。
- 製作新鮮的種籽抹醬塗抹在蘋果片上。
- 製作南瓜籽青醬搭配豆製義大利麵享用。
- 添加種籽在妳早晨喝的果昔中。

種籽營養價值比較

營養素	亞麻籽	南瓜籽	葵花籽	芝麻
磷	2	4	1	3
鋅	4	1	3	2
鎂	1	3	4	2
維生素 E	2	4	1	3
纖維	1	2	4	3
Omega-3	1	3	4	2
多元不飽和脂肪酸	2	4	1	3
單元不飽和脂肪酸	3	4	2	1
鐵質	2	4	3	1
維生素 B_6	3	4	1	2
硒	4	1	2	3
飽和脂肪	3	4	1	2
Omega-6	3	2	4	1
維生素 B_1	1	4	3	2
鈣質	2	4	3	1
維生素 C	2	3	1	4
1= 含量最高－4= 含量最低				

來源：美國農業部食物成分資料庫

4

都是週期階段惹的禍

　　妳是否曾經將一大包 M&M's 巧克力吃到一半時，才發現自己其實根本就不餓？親愛的，別擔心，我自己也有這個問題。「都是賀爾蒙害的」是我在從事營養諮詢時常聽見的一句話。從我們大腦和卵巢中分泌的賀爾蒙，就是把我們從沙發上變到廚房中，然後讓我們狂嗑那包鹹香洋芋片或奶油爆米花的罪魁禍首。真是多謝了，賀爾蒙！

　　當我們在選擇食物的時候，有些人可能會說，這些決定都不是我們所能掌控的。賀爾蒙控制著我們的行為、我們的口腹之慾，甚至我們想要（或不想要）去拿第二份食物的慾望。賀爾蒙可以操縱我們的體重，如果我們需要減重，它們就會關閉飢餓信號，而如果我們需要增胖，它們也能提升我們的食慾。話雖如此，然而賀爾蒙不僅為我們的生理週期提供能量，它們還控制了更多事情。

　　妳是否覺得更好奇了呢？我就知道……

——— 我可以要第二份或第三份嗎？ ———

在生理機能上，人體在黃體期（第 15～28 天）需要更多來自營養素的能量，才能持續重建子宮內壁。空談不如實證，研究發現女性在黃體期每天會比在濾泡期和排卵期多攝取 685 卡的熱量。

由於黃體期賀爾蒙的大奔放，也難怪我們會感覺更加飢腸轆轆。在黃體期中，和濾泡期相比，黃體素的濃度高出了 12 至 20 倍，而雌激素的濃度也多出了 3 至 4 倍。這段期間體內的賀爾蒙真的是在飆車！

此外，研究顯示，我們在黃體期會燃燒更多的熱量（也就是消耗更多能量），因此我們會吃得比較多。如果我們燃燒更多熱量，我們的身體就會想要抗拒那種不平衡，導致我們會越來越想去打開餅乾罐。此外，我們的新陳代謝也會上升（即使當我們睡覺的時候），讓我們會更想要去多吃一兩份，甚或是三四份小零嘴。

——— 黃體期的大腦就是想要這些： ———
碳水化合物＋脂肪

對碳水化合物和脂肪的渴望是由大腦中的賀爾蒙所誘發的，而不只是妳的味蕾。事實上，多項研究都發現，和濾泡

期相比，女性在黃體期會吃更多東西，尤其是碳水化合物和脂肪。原因如下：

碳水化合物：對碳水化合物的渴望很可能是因為，當經前症候群出現時，提振心情的血清素大約也在這個時候降低了。血清素值下降會對心情造成不利影響、引發疲勞，同時進食的渴望也會顯著提升。碳水化合物很容易就能夠讓血清素值回到高點，因為它會提高脂肪酸色胺酸，一種製造血清素的重要成分。話雖如此，如果妳在這個階段（尤其是那些患有經前症候群的）屈服在甜食和巧克力的誘惑之下，請不要太苛責自己。我們都是凡人而已！

脂肪：這是寫給那些奶油和冰淇淋的愛好者看的！基本上，脂肪酸會從大腦中被偷走，來協助重建子宮內壁（對，這實在太沒禮貌了）。大腦會把這種所謂的搶劫行為誤認為是體內缺乏脂肪。因此，我們對高脂肪食物的渴望就會遽增。對脂肪的迷戀外加生理期前壓力賀爾蒙皮質醇的飆升，難怪我們在黃體期會只想要抱著一碗濃醇柔滑的冰淇淋不放。我一聽到冰淇淋就無法抗拒了！

飢餓感掰掰，性慾跟著來

正如第二章的「食物週期法」中簡單介紹過的，當排卵期來臨時，妳對吃這件事可能會變得較不重視。「太沒禮

貌了吧？！」妳心裡可能會和電視影集《歡樂滿屋》（*Full House*）中的蜜雪兒‧譚納（Michelle Tanner）有一樣的想法，但這個預先決定的生理安排其實是有更重要的目的。那是因為在排卵期，睪丸素值（一種能刺激性慾的賀爾蒙）很高，雌激素值（一種天然的食慾抑制素）很高，而腦腸肽（一種飢餓賀爾蒙）則很低。多虧了這些賀爾蒙的影響，我們會對生育和性交更感興趣，而非食物。這種從食物到交歡的慾望轉變，是讓我們人類得以繁衍下去的原因，所以請不要嘗試抗拒自然，好嗎？

——— 想在黃體期減肥？門都沒有！ ———

想在黃體期減肥，就像珍妮佛‧安妮斯頓和布萊德‧彼特復合的機率一樣渺茫。如果妳已經使盡全身解數，體重計還是動也不動，這不是妳的錯，而是賀爾蒙的問題！

為什麼？因為，黃體素團隊的成員正在忙著重建子宮內壁。事實上，即將到來的月經期必須仰賴黃體素才能完工，讓身體準備就緒，迎接生理週期第一天的到來。因此，我們會傾向於吃更多食物，確保黃體素營養充足（並且有足夠的補給）來應付月經期的生理需求。雖然妳在黃體期睡眠時所消耗的能量比在濾泡期時還多，而且在黃體期所燃燒的熱量可能多於排卵期，但由於上下起伏的賀爾蒙和更強烈的進食

慾望，這實在不是適合減重的狀況。在這個階段，減重注定是困難重重的。

《美國臨床營養學刊》（*American Journal of Clinical Nutrition*）中的一項研究曾針對女性生理週期中飢餓賀爾蒙與進食慾望的變化，讓健康、過重或停經前期的女性執行減重飲食計畫。有趣的是，那些遵循專門對抗食物渴望和賀爾蒙的飲食計畫的人士，比那些遵循標準飲食計畫的人士平均多減去了 4 公斤的體重。她們所使用的其中一項策略，便是在黃體期食用更多來自健康脂肪的蛋白質和熱量，例如堅果、種籽和酪梨。她們甚至獲准在黃體期尾聲（也就是當經前症候群出現時）可以食用一些黑巧克力，而非所有的巧克力。為了不要讓自己步上失敗一途，妳可以配合生理週期的起伏來減重，而非和它競爭對抗。因此，減重並非完全不可能，但學習如何處理手上拿到的（賀爾蒙）牌，就是打出一手好牌的成功關鍵！

──────── 一開口就停不了 ────────

如果妳曾在生理週期接近尾聲的時候需要被人從廚房裡拖出去，罪魁禍首就是妳那些桀傲不遜的賀爾蒙！在大約第 20 ～ 25 天的時候，雌激素和黃體素都處於最高點，暴飲暴食和情緒化進食都較有可能會發生。長期減肥和那些患有進

食障礙的人士在這段期間內出現情緒化進食和格外飢餓的風險也較高。這在生理上來說也是很合理的，因為我們在週期前半，也就是黃體素尚未上場的時候，並不會這麼常出現情緒化進食的問題。真是多謝了，黃體素！

請記得，如果這些情況真的發生了，不要對自己感到挫折。我整理了一些有用的工具和策略，讓妳能夠對抗這些強大的賀爾蒙，而非讓它們把妳擊垮。好好重新打理自己吧。妳一定可以成功的！

黃體期階段的飲食之道

控制對碳水化合物的慾望：不要完全放棄希望，我們對自己的飲食還是擁有一些控制力的！在這個階段，給自己一些碳水化合物，並且用富含營養的碳水化合物餵飽自己，例如糙米、豆類、水果以及美味又能嘗鮮的全穀類，像是大麥、Farro 小麥以及小麥漿果。

控制對甜食的慾望：不要去攝取那些餅乾和瑪芬蛋糕中的精緻或漂白糖，而是享用像是富含抗氧化物的黑巧克力這種甜食來源，還有堅果和種籽抹醬、冰沙以及新鮮水果或果乾，例如椰棗、杏桃、無花果或葡萄乾。雖然果乾的天然含糖量可能較高，但妳只需要吃幾口就能滿足妳對甜食的渴望了。此外，果乾的含鉀量很高，可以幫助妳的壓力賀爾蒙鎮

定下來。天然糖分確實是又甜又好！

控制對脂肪的慾望：那些富含健康單元不飽和脂肪酸和多元不飽和脂肪酸的食物，例如夏威夷果、酪梨、核桃以及南瓜籽，都能讓妳滿足身體對脂肪的渴望。而含有脂肪的食物也會降低妳對甜食誘惑的渴望。給妳渴望甜食的慾望一點顏色瞧瞧，讓它知道誰才是女王！

控制大胃王和無底洞症候群：

- 在餐盤上裝滿非澱粉類的蔬菜，像是番茄、芹菜以及甜椒，以便延長自己的飽足感，同時食用更多蛋白質和富含纖維的食物，讓自己不容易肚子餓。

- 無論如何，都不要禁止自己吃想吃的食物。從一開始就「允許」自己食用一些碳水化合物和甜食，妳就比較不會想去偷吃或暴飲暴食。這樣做能夠減輕它們的誘惑，也會讓妳不再對這些食物有崇拜情結。

- 少量多餐，而非吃三大餐。這樣做能夠讓妳對下一餐有所期待、把用餐時間分散在一天中多個時段、減少胰島素飆升，並且讓妳有更多機會，用更多的食物選擇來滿足妳對鹹甜食物的渴望。

- 多喝水以減少可能的腹脹狀況，並讓妳排便順暢。

促進血清素：有助於促進血清素分泌的食物，像是糙米、燕麥和豆類，都應該是妳飲食中的要角。色胺酸在血清素製造中扮演極為重要的角色，因此請妳多吃像菠菜、鮭魚

以及種籽類的食物，來幫助妳從悶悶不樂變成興高采烈。

減少皮質醇：有助於對抗壓力賀爾蒙怪獸——皮質醇的食物包括富含抗氧化物的食物，像是藍莓、菠菜、地瓜、倭瓜以及番石榴。此外，這些營養價值豐富的寶物色彩都很鮮豔，能夠讓妳笑顏逐開，自然就能擁有好心情。

無論哪個階段，都要控制口腹之慾：

- 承認、接受並且規劃如何滿足口腹之慾，以便在慾望襲擊時妳的手邊能夠有方便取得的食物！在廚房櫥櫃中裝滿全穀類的鹹餅乾、堅果和種籽、果乾，以及爆米花。如果妳沒有提前準備，妳就可能會失敗。

- 在冰箱中裝滿事先清洗乾淨並切好的蔬菜，像是甜椒、甜荷蘭豆或小黃瓜。如此一來，妳在決定晚餐要煮什麼的同時，就可以吃低熱量、高營養價值的食物當零食。

- 在正餐中多吃蛋白質，例如蛋、豆類、扁豆或豆製義大利麵，來幫助妳維持更長時間的飽足感。

- 在皮包和辦公室都準備零食。每次嘴饞的時候，就不需要去自動販賣機或便利商店了。去量販店購買幾種妳喜歡的零食，放在皮包或辦公室裡隨時準備好。這樣或許也可以省錢喔！

- 注意酒精攝取。在大約第 12 天雌激素開始升高時，對酒精的渴望也可能會增加。從一開始就為自己設限，這樣就不會在同儕壓力下不小心喝多了。用慢慢啜飲的方

式，水和酒交替著喝。如果不在一開始的計畫當中，就不要衝動多點一輪的戴克利調酒。

- 巧克力是妳的朋友！多虧鎂帶來的放鬆效果，黑巧克力（可可含量達 85% 或以上）真的可以讓妳放鬆心情。

- 當妳在某些日子出現著魔般想進食的慾望時，請不要對自己發怒。保持冷靜，繼續前進！

5

經前症候群

　　我曾經有位客戶，自稱月經期前一週是「塔斯馬尼亞惡魔」。她整個人會處於瘋狂狀態、腹脹到不行、對她丈夫大吼大叫、貶低她的同事，如果有人敢用奇怪的眼光看她則會讓她大哭。她的字體在一瞬間從正常變成粗體變成斜體下面還畫線——而且都是同時發生的！

　　歡迎來到經前症候群（PMS）的世界。煩躁、又餓又怒，而且超級疲倦，是百千萬位女性在月經期前數天常經歷的賀爾蒙、身體和情緒浪潮（有些人甚至在月經期的頭幾天也會出現經前症候群症狀！）。但請記住：很多人都會這樣。我強烈建議妳立刻就開始聆聽妳身體的警訊，朋友們，這些症狀是不正常的！別煩惱，因為良好的營養能夠幫助妳度過經前症候群的難關，所以讓我們開始吧。

—————— 不要輕忽賀爾蒙的影響力 ——————

我有一個好消息和一個壞消息。壞消息是，研究人員尚未找出引起經前症候群和經期前情緒障礙症的簡單解釋（請參見第 87 頁的「細說經期前情緒障礙症」）。但好消息是，我們非常確定某些神經傳導物質和賀爾蒙就是罪魁禍首。性賀爾蒙，例如黃體素、睪丸素和雌激素，在整個生理週期當中通常是共存的。但如果一個賀爾蒙決定要展現實力（真是有夠愛現），它就可能會把整個生理週期都搞亂掉。有些女性對賀爾蒙的上下起伏特別敏感，但有些女性則不會，而這些也是無法改變的事實。此外，我們飲食中的營養缺口也可能是造成我們出現經前症候群的原因。

其他常見的可能原因包括：
- 遺傳
- 賀爾蒙比例的改變
- 甲狀腺機能異常
- 缺乏維生素或礦物質
- 缺乏必需脂肪酸
- 大腦賀爾蒙減少，例如多巴胺和血清素

—— 我怎麼知道自己有這個問題？ ——

　　經前症候群是女性最常見的失調症之一。在生育年齡的女性當中，大約每三位就有一位在月經期前的那段期間會出現和經前症候群相關的身體或心理症狀。

　　雖然沒有正式的檢測方法，但如果女性在連續三個生理週期中，在月經期的前五天出現至少一項以下症狀（情感和軀體方面），通常就會確診為經前症候群：

- 情感症狀：憤怒、焦慮、困惑、憂鬱、易怒、迴避社交
- 身體症狀：腹脹、乳房脹痛或腫脹、頭痛、關節或肌肉疼痛、四肢腫脹、體重增加

—— 細說經期前情緒障礙症 ——

　　經前症候群算是輕症，而經期前情緒障礙症（PMDD）則被歸類為一種重度的精神症候群疾病，其臨床症狀和憂鬱症相似。那些被正式確診患有經期前情緒障礙症的人士經常需要服用藥物，而且需要定期接受精神科專家看診。受經期前情緒障礙症困擾的女性約為 3% 至 8%，這種病症對女性的影響十分重大，而且可能會毀掉感情、破壞家庭，並且將患者的人生搞得天翻地覆。

雖然不是正式的檢測，但美國精神病學協會（American Psychiatric Association）制定了一套準則，來協助診斷患有經期前情緒障礙症的女性。那些患有經期前情緒障礙症在至少連續兩次生理週期中，在月經期前的一週會出現十一項症狀中至少五項。症狀會在月經期開始之後的頭幾天消失。這些症狀包括：

- 心情變化
- 易怒、憤怒
- 憂鬱症或無助感
- 焦慮
- 對人或妳喜歡的活動失去興趣
- 難以專心
- 疲勞或無精打采
- 食慾改變
- 過度嗜睡
- 感到不堪重負
- 肢體方面的症狀（腹脹、胸部脹痛或肌肉痠痛）

　　對經前症候群和經期前情緒障礙症的患者而言，長達數個月使用 APP 或症狀札記來幫助妳的婦科醫生或內分泌科醫生了解妳病症發生的時機、變化、時間長短以及嚴重程度，是極為重要的。這也能幫助醫護人員分辨這些症狀是否和憂

鬱症及焦慮症不同，因為經期前情緒障礙症／經前症候群並不是每天都會出現，而且可能會週期性地惡化。抱歉了各位女士，由於治療方式並不是非黑即白，因此妳能夠蒐集到越多資料越好！

經前症候群症狀

經前症候群症狀的時機和考試前的緊張是差不多的。舉例來說，考試的前一週妳真的很緊張，考試當天妳的緊張程度完全失控，但考完試之後，妳就泰然自若了。妳甚至可能會表現得像是根本就從來沒有過考試這回事一樣。妳感覺最焦慮的日子，通常也都是經前症候群症狀最強烈的那幾天。

經前症候群的症狀真的像大雜燴。嚴重程度和表現症狀都會因人而異。只因為妳的閨密沒有妳那些乳房脹痛或腹脹的症狀，不代表她就沒有經前症候群。

雖然一般症狀像是腹脹、悲傷以及心情起伏不定都很常見，但這些病症很可能代表的是背後存在有潛在問題。由於身體自我調節和維持體內生態平衡的能力很強，因此當我們出現強烈的情緒和生理症狀時，那就代表內部出差錯了。多補充營養才是解決問題的根本之道，而且能夠幫助妳永遠告別經前症候群。

了解它、接受它、愛它

請不要感到羞恥，或是誤以為經前症候群／經期前情緒障礙症只是身為女性必經的人生歷程，而我們每個月都必須捲起袖子面對這種跌宕起伏。不要礙於社會大眾的觀感，而去隱瞞症狀或將它正常化。為妳的身體站出來，開誠布公地說出妳的感受。生理期空間（Period Space），一個很棒的線上社群（http://periodspace.org 或 IG 上搜尋 @hiperiodspace），就是為了鼓勵大家公開探討生理期，將生理期去污名化所設。這不但是個讓人能夠倚靠的平台，同時也是個可以讓大家學習到更多安全的空間。

——————— 我們來治療它吧！ ———————

當經前症候群出現時，我們都會特別受到美食照片誘惑，例如：沾滿濃濃起司的義大利麵、甜鹹口味的蛋捲冰淇淋，以及流心口感的巧克力脆片餅乾。我們發現自己會去親近零食來擺脫這種經前症候群帶來的「噁心」沮喪感。抱歉，我必須實話實說，但這些捷徑都不是解決之道。事實上，它們可能會讓症狀變得更糟。別擔心，補充更好的營養能夠幫助妳阻擋那些不愉快的經前症候群症狀。特定的營養

素、維生素和礦物質經證實和推薦能夠治療經前症候群，因為它們知道如何對症下藥、符合成本效益、容易取得，而且恰巧又很美味。

除了在飲食方面更做出加明智的選擇之外，我也會建議客戶用撰寫經前症候群症狀札記的方式，來記錄幾個月中所發生的行為和出乎意料的特徵。這將能夠讓她們從記錄中所記載的心情、情緒或生理症狀來找出應對方式——所以我建議妳也應該這麼做！用智慧手機上的 APP 來追蹤妳的症狀是個很輕鬆簡單的方法。拿出妳的偵探精神吧！

對某些人而言，如果症狀和潛在的醫學病理變得過於嚴重時，就可能需要藥物和手術。這些女性應該要進一步求醫並獲得來自多部門團隊的照護，例如普通科醫生、婦科醫生、內分泌科醫生、精神健康專家，以及一位註冊營養師。請注意，經期前情緒障礙症是一種嚴重的精神疾病，除了營養指導之外還需要更多的關注。

關於經期前情緒障礙症／經前症候群的一般準則

以下這些都是透過更好的營養補充來對抗這些失調狀況的最佳方法。馬上行動吧！

1. 採用少量多餐的方式來控制進食慾望，穩定血糖。

2. 戰勝想吃零食的慾望，用水果、優格、堅果、乳酪或爆米花等有真正營養的簡單零嘴來武裝自己。

3. 多吃含有 Omega-3 並讓人感覺良好的食物，像是鮭魚、橄欖油以及核桃來提振心情，藉由讓血糖保持平衡，來避免心情起伏不定。

4. 每天至少吃一塊黑巧克力來提振心情和減少焦慮。

5. 避免飲用大量果汁、汽水以及酒精，它們可能會讓經前症候群惡化。如果沒有任何纖維能夠減緩碳水化合物的吸收，就可能讓妳的血糖像雲霄飛車般狂飆。

6. 攝取健康、富含抗氧化物的碳水化合物，例如地瓜、胡桃南瓜和歐洲蘿蔔。

7. 預防經前症候群便秘，多吃富含纖維的食物（燕麥、梨、莓果、全穀類）來促進排便順暢並且延長飽足感，特別是當妳變得更容易肚子餓的時候。

8. 預防腹瀉症狀，可以多吃富含 Omega-3 脂肪酸的抗發炎反應食物，像是鮭魚和亞麻籽，或是色彩鮮艷的水果和蔬菜，像是莓果、櫛瓜以及地瓜。

9. 想要維持腸道健康，多吃富含益生菌的食物，像是優格或克菲爾，並攝取富含益菌生的食物像是燕麥、香蕉以及大蒜，或者也可以考慮補充含乳桿菌或比菲德氏菌的益生菌。

10. 喝水或花草茶來減少水腫和腹脹。

11. 每天都食用營養均衡的綜合維他命。請閱讀每個部分以

了解成分詳情，但基本上如下：

- 維生素 D_3，膽促鈣醇，400 至 800IU
- 鎂，檸檬酸鎂，200 至 400 毫克
- 維生素 B_6，100 毫克
- 維生素 B_1，1.1 毫克
- 維生素 E，400IU
- 鈣，碳酸鈣，每天 1,000 至 1,200 毫克（可分成兩次）
- DHA ／ EPA Omega-3，1,500 至 2,000 毫克

如果妳有嚴重的經前症候群、經期前情緒障礙症、經痛，請向醫生諮詢是否能每天額外攝取 50 至 100 毫克的維生素 B_6，但不要超過 200 毫克，以防神經受損和肝中毒。

警告：美國食品藥物管理局（FDA）對於任何維生素或礦物質或草本營養補充品並沒有像藥物那樣加以規範，因此在食用任何營養補充品之前，請先向妳的醫生諮詢。它們可能會和藥物產生交互作用，並且可能造成危險的後果。

────────── 值得重視的營養 ──────────

食物並不是經前症候群的敵人，事實上，它是妳最要好的朋友。如我先前所說過，生理期本身就是一種發炎反應的

過程，這也就是為什麼我們必須攝取食物來遠離發炎反應、讓賀爾蒙保持平衡，並且減少那些讓人發瘋的經痛。把下列的那些營養素想成是妳的女性小團體中那些強勢並且充滿活力的女孩吧。個別來說，它們都是團隊中威武的成員，有些是領導者，有些則從幕後確保一切都能順利進行。但作為一個團隊，它們是一股不容小覷的力量，因為團結起來，就沒有人——甚至是經前症候群或是與妳們不合的其他團體——能夠阻攔妳的去路。女士們，見見妳的營養團體成員吧：

❖ 維生素 B_6，吡哆醇

　　如果沒有足夠的維生素 B_6，妳就準備跟血清素道別吧。相信我，在經前症候群發生時，妳會想要擁有很多這種提振心情的大腦化學物質。許多研究都發現維生素 B_6 能夠控制和經前症候群有關的喜怒無常情緒、易怒、腹脹以及焦慮。

科學研究這樣說

- 每天 100 毫克的維生素 B_6 劑量能大幅改善整體經前症候群症狀，像是憂鬱、易怒以及疲倦。

妳該留意的攝取秘訣

　　1. 每天攝取 100 毫克維生素 B_6。不建議一天內攝取超過 200 毫克的營養補充品形式，因為研究中曾發現毒性作用。

2. 食用富含維生素 B_6 的食物，像是火雞、扁豆、魚類、馬鈴薯、非柑橘類水果例如香蕉和西瓜、禽類，以及營養強化的穀物片。

❖ 維生素 B_1，硫胺素

這種水溶性的維生素能夠在經前症候群出現的時候讓妳恢復蓬勃朝氣。硫胺素能分解碳水化合物，讓大腦中充滿更多提振心情的神經傳導物質（例如血清素和多巴胺）。當妳出現經前症候群時，硫胺素也能改善循環化解經痛。多虧了硫胺素，趕走了烏雲密布，讓妳重現美麗的藍天。

科學研究這樣說

- 硫胺素有助於減少經前症候群症狀的精神和生理疼痛。它經證實能促進內啡肽分泌，進而擴充血管，幫助緩解經前症候群疼痛。
- 在長達十年的期間，攝取較多硫胺素的女性罹患經前症候群的風險顯著較低。

妳該留意的攝取秘訣

1. 每日攝取的綜合維他命中應含有 1.1 毫克的硫胺素。
2. 食用富含硫胺素的食物，包括燕麥、全穀類或豆製義大利麵、堅果、柳橙、米、芝麻以及亞麻籽。

❖ OMEGA-3 脂肪酸

Omega-3 強大的抗發炎效果能把經前症候群打得落花流水。兩種主要形式的 Omega-3 脂肪酸，二十碳五烯酸（EPA）和二十二碳六烯酸（DHA）能夠扮演抗發炎和抗疼痛的角色，而這也是妳的身體在經前症候群發生時不僅需要而且慶幸擁有的。為什麼呢？這個嘛……

造成經痛的 Omega-6 脂質化合物，前列腺素（從排卵開始就一直在忙著重建子宮內壁）終於在經前症候群發生時達到了高峰。就在妳的月經來潮之前，前列腺素會刺激肌肉，分解並釋放子宮內膜，讓妳的子宮感覺像艾維奇的電子舞曲音樂般悸動著，而妳的乳房也會硬得像石頭一樣。真是有夠痛苦，我知道。

一般來說，子宮內存在越多脈動、促發炎反應的前列腺素（順帶說明一下：這可能是子宮內膜異位症的徵兆），妳就越有可能會感到疼痛、脹痛和腫脹。然而，Omega-3 的抗發炎反應特性可以阻止那些會導致疼痛的前列腺素。太棒了！結論是，多一點 Omega-3 食物＝少一點經痛。

科學研究這樣說

- 和安慰劑相比，攝取 Omega-3 四十五天就能減少焦慮、注意力不集中、腹脹以及憂鬱。九十天後，除了那些症狀之外，緊張、頭痛以及乳房脹痛也都減少了。

- Omega-3 在用於治療輕症憂鬱症和疼痛經期方面，是一種可以被接納的治療方式。

<u>妳該留意的攝取秘訣</u>

1. 攝取 1500 至 2000 毫克的 DHA/EPA Omega-3 來改善經前症候群症狀。

2. 一般美式飲食中 Omega-3 的含量都很低，因此請多添加一些來源像是亞麻籽、杏仁、核桃、Omega-3 營養強化的蛋、南瓜籽以及鮭魚。妳在這個階段可能會想要多吃一點，攝取更多來自 Omega-3 的蛋白質能讓妳維持飽足感更久。

❖ 維生素 D

維生素 D 在生殖健康和心情調節方面扮演舉足輕重的角色，而且它和經前症候群的關係一直是具爭議而且敏感的熱門話題。在經前症候群發生時，雌激素會驟降，導致我們感覺不盡完美。驟降的雌激素也會帶走維生素 D，暗示著這對戀人之間的親密關係——其曖昧程度幾乎可以跟布萊德利·古柏和卡卡女神較勁了！請參見第 37 頁的「食物週期法」，了解更多關於維生素 D 的詳情。

季節性情緒失調症

季節性情緒失調症（SAD）和缺乏日照所產生的維生素D不足有關，特別是在高緯度的國家，也難怪妳在那些淒涼幽暗的冬季月份會缺少負責提振心情的血清素。大腦賀爾蒙像是血清素和多巴胺都是靠維生素D啟動的，所以在那些寒冷幽暗的月份，妳或許會比較難像平常那樣精力充沛。在一項研究中發現，加拿大人體內的維生素D濃度較低，或許是因為冬天較少曬到太陽，進而提高了她們罹患經前症候群的風險。

科學研究這樣說

- 和那些體內維生素D濃度高的人相比，體內維生素D濃度低的人士在月經來潮前的幾天較容易出現經痛、疲勞、焦慮和性慾低落。

- 維生素D營養補充品能夠改善因經前症候群引起心情方面的症狀，例如憂鬱和焦慮。

- 高劑量的維生素D營養補充品（在醫師指導下每週一次50,000IU的劑量）服用長達九週，能降低經前症候群的患病率、背部疼痛、易哭傾向以及經痛症狀。

- 一直以來，維生素D含量高的飲食都比維生素D含量低的飲食更能夠減少經前症候群的發展。

妳該留意的攝取秘訣

1. 以每天攝取 400 至 800IU 的維生素 D 為目標。請在瓶身上確認含有活性型維生素 D，膽鈣化醇。

2. 多吃富含維生素 D 的食物，像是牛奶、柳橙汁、富含脂肪的魚類（鮭魚、鯖魚、鮪魚），蛋黃、乳酪、蘑菇以及早餐穀物片。研究發現食用大量維生素 D 的女性能減少經前症候群風險約 40%。

❖ 鈣質

鈣質，也就是和我們的牙齒及骨骼息息相關的礦物質，或許能有助於緩解焦慮這種經前症候群中常見的症狀。當經前症候群出現時，大腦中的焦慮通常會倍增，而富含鈣質的食物或許具有能夠降低焦慮強度的力量。鈣質不足也被認為是造成經前症候群的一大原因。事實上，研究人員深信焦慮很可能就是鈣質不足的徵兆。在經前症候群患者身上，正如當雌激素開始下降時為維生素 D 會降低一樣，鈣質也同樣會不見蹤影。看到這裡，有人也開始想吃富含鈣質的乳酪了嗎？去廚房跟我碰面吧！

科學研究這樣說

- 攝取 500 毫克的鈣質能改善第一次生理週期的焦慮、憂鬱和腹脹，在第二次生理週期中甚至能夠看到更顯著的

改善。攝取鈣質的女性和拿到安慰劑的女性相比，在經前症候群引起的憂鬱和哀傷方面有明顯的減少。

- 每天攝取 1,200 毫克的鈣質三個月後，在憂鬱、心情陰晴不定、頭痛和易怒性方面的症狀減少了 50%。鈣質也能減少情緒化、腹脹等水腫症狀、嘴饞以及經期疼痛。

- 每天攝取 1,200 毫克的鈣質營養補充品或食用 1,200 毫克的鈣質，能大幅減少腹脹。

- 和那些鈣質攝取量較低（每天 528 毫克）的女性相比，那些從食物來源攝取鈣質量較高（每天 1,283 毫克）的女性出現經前症候群的風險較低。55% 的女性在攝取碳酸鈣營養補充品三個月後，經期前情緒障礙症的症狀就能得到緩解。

妳該留意的攝取秘訣

1. 攝取 1,000 至 1,200 毫克的碳酸鈣至少三個月，來幫助改善經前症候群症狀。

2. 鈣質是絕對不能少的。鈣質含量豐富的食物包括鮭魚、青江菜、羽衣甘藍、白豆、豆腐和杏仁。然而，如果妳有腎結石的病史，補充鈣質之前請先向妳的醫生諮詢，因為那可能會讓妳更容易長出腎結石。

3. 食用乳製品！脫脂或低脂牛奶都能有助於降低罹患經前症候群的風險。

維生素 D + 鈣質的關聯

在美國，許多女性每天的鈣質和維生素 D 都沒有達到建議攝取量。妳知道如果沒有維生素 D 的話，鈣質基本上是一點作用也沒有嗎？維生素 D 就像是車輪，讓鈣質得以在消化道中遊走，然後分配到身體中最需要鈣質的地方，像是骨骼和腎臟。否則，鈣質就會毫無用武之地在轉眼間從身體中流失。所以，增加妳的鈣質和維生素 D 攝取量，現在就行動！妳的身體迫切需要它！

❖ 鎂

鎂要來當救兵了！在經前症候群發生時，鎂能夠有助於緩解子宮肌肉收縮。黃體素（一種天然的肌肉鬆弛劑）在黃體期的最後幾天會下降，因此骨盆腔疼痛較容易在這個時候悄悄出現。儘管如此，攝取鎂的重要性不僅是減少經痛，同時也能改善睡眠品質、降低壓力、提高血清素值，甚至有助於黃體素的生成。此外，鎂或許也能夠對經前症候群引起的偏頭痛有幫助。

所以，如果妳感到特別煩躁而且很難取悅，妳有可能是缺鎂或鎂攝取不足但被經前症候群的症狀所掩蓋了。和鈣質及維生素 D 相似，患有經前症候群的女性體內鎂的濃度似乎也都偏低。（尖叫中！）這真的是值得好好想想了！

科學研究這樣說

- 補充鎂經證實能緩解經前症候群症狀，並可能有助於緩解腹脹和改善心情。

- 補充 200 毫克的鎂外加 50 毫克的維生素 B_6 一個月，能降低由經前症候群所引起的焦慮、神經緊張、陰晴不定的心情以及易怒。維生素 B_6 或許能有助於增加鎂的吸收，這也就是為什麼這兩種營養補充品如此相輔相成的原因。

- 鎂不足可能會導致甲狀腺問題（例如第二型甲狀旁腺功能亢進或甲狀旁腺功能低下），但顯現出來的症狀卻和經前症候群相似。

妳該留意的攝取秘訣

1. 以攝取 200 至 400 毫克的檸檬酸鎂為目標來協助減少腹脹。如果妳有因經前症候群引起的便秘，它也能幫助妳保持順暢。如果妳沒有排便方面的問題，可以選擇效果較溫和的甘胺酸鎂。

2. 食用富含鎂的食物，包括南瓜籽、糙米、亞麻籽、鷹嘴豆、花生、朝鮮薊、地瓜以及杏仁。

❖ 血清素和複合性碳水化合物

血清素不能算是營養素，但它是一種讓人感覺良好的大腦化學物質。在經前症候群發生期間，賀爾蒙會持續往下降，讓妳出現嘴饞、飢餓感以及不悅的心情，那是因為負責調節和平衡心情的血清素和雌激素，在經前症候群期間幾乎已經快不復存在，所以妳不像平常那樣興高采烈和充滿活力。研究發現那些患有經前症候群的人士都會過度攝取碳水化合物來取代快樂，希望能夠藉此讓自己從低潮中走出來。了解大腦在經前症候群期間的運作方式非常有幫助，因為抗憂鬱症藥物，像是選擇性血清素再吸收抑制劑（SSRI），經證實能有效治療經前症候群。

科學研究這樣說

• 對碳水化合物的強烈渴望可能和大腦中血清素值過低有

關。在黃體期攝取富含複合性碳水化合物的飲食能有助緩解經前症候群，因為它能提升血清素生成。

- 食用過多麥芽糖，這是一種一般而言存在於貝果、冷凍甜點、硬式糖果以及加工穀物片中的澱粉，會提高罹患經前症候群的風險。

妳該留意的攝取秘訣

1. 在妳的飲食中添加多種複合性碳水化合物，例如 Farro 小麥、豆類、糙米以及藜麥。

2. 少量多餐，而非吃三大餐，能有助於在一天當中均勻分泌提振心情的血清素。

❖ 鉻

鉻是一種微量礦物質，是血糖控制、心情以及胰島素生成中的一個要角。雖然至目前為止這方面的研究很有限，但由於它在經期前情緒障礙症的管理方面效果令人期待，我認為將來會有更多相關的研究。

科學研究這樣說

- 一項針對生活品質低落的經期前情緒障礙症女性患者所進行的小型研究發現，攝取鉻營養補充品一個月能降低心情方面的症狀，並改善整體健康滿意度。

妳該留意的攝取秘訣

1. 透過食物來源攝取鉻，例如全穀類、麩皮穀物片、柳橙和葡萄等水果，以及馬鈴薯和青花菜等蔬菜。

2. 如果妳患有經期前情緒障礙症，請向妳的醫生諮詢是否能夠短期補充吡啶甲酸鉻。

❖ 錳

錳的濃度在整個生理週期中會上下浮動，鋅、鐵以及鎂等必需營養素也一樣。由於它和經前症候群引起的情緒起伏有密切的關係，錳在未來很可能是研究焦點。

科學研究這樣說

- 錳能夠減少疼痛症狀並且改善心情。

妳該留意的攝取秘訣

多吃富含錳的食物像是地瓜、堅果以及小麥胚芽。

❖ 精氨酸

在經前症候群期間，精氨酸，一種必需胺基酸，能作為抵擋有害壓力和發炎反應的保護屏障。精氨酸會在血液中轉化為一氧化氮，而我們都應該要學著愛上它。一氧化氮能擴展我們體內微小受限的血管，增加流至卵巢和子宮的血液流

量。患有經前症候群的成年人經證實會出現舒張壓過高（血壓值中較高的那個數字，也就是 120 ／ 80 中的「120」那個數字），而精氨酸能有助於對抗高血壓。

科學研究這樣說

- 精氨酸可能有助於降低子宮中的發炎反應。
- 接受精氨酸治療的動物在黃體期顯示出較低的氧化壓力以及較高品質的卵巢組織。

妳該留意的攝取秘訣

添加一些富含精氨酸的食物在妳的飲食中，包括黑巧克力、南瓜籽、西瓜籽、大麻籽以及甜菜根。

❖ 益生菌

益生菌現在非常熱門，這當然毫不令人感到意外。從飲品到營養補充品，每個人都試圖在他們的生活中融入更多有益腸道健康的益生菌。

益生菌是存在於妳腸胃道中健康細菌和酵母的有益菌株。益生菌對許多病症都有幫助，像是改善免疫功能、調節心情、減輕焦慮、療癒腸道，以及強化腦力。如果有太多細菌潛伏在腸道中，益生菌能夠幫助妳建立一批好菌大軍來糾正這種失調狀況。

舉例來說，當經前症候群出現時，由於賀爾蒙的上下起伏，導致我們較容易出現腸胃不適的現象。益生菌能夠幫助妳的腸道保持健康，尤其是如果妳出現因經前症候群引起的脹氣、腹脹、腹瀉或者便秘。妳有所不知的是，腸道也有助於調節賀爾蒙。因此，如果腸道運轉沒有跟上速度的話，賀爾蒙失調很可能就是一些女性之所以會出現經前症候群的原因。所以，沒錯，益生菌也可能有助於對抗經前症候群。

科學研究這樣說

- 某些益生菌菌株，像是比菲德氏菌和乳桿菌，能改善精神疾病相關的行為，像是焦慮、憂鬱以及強迫症。
- 一種叫做鼠李糖乳桿菌的特殊菌株，經證實或能因為釋放 GABA 這種有助於鎮靜大腦的神經傳導物質進而大幅減輕焦慮。

妳該留意的攝取秘訣

1. 如果妳想調理和經前症候群有關的焦慮，請攝取優格、夸克乳酪、克菲爾、味噌、蘋果醋、德國酸白菜、康普茶以及韓式泡菜，讓妳的腸道充滿益生菌。
2. 欲減輕壓力和焦慮，請考慮補充營養補充品。

請注意：我們無法百分之百保證益生菌營養補充品在消

化過程的強酸環境中能夠生存；然而，我們可以仰賴食物來使它能夠毫髮無損地通過消化系統。

❖ 抗氧化物

因睡眠不足、飲食不良甚或是環境污染物所引起的氧化壓力，很可能會打破原本身體內賀爾蒙的完美運作，讓它們開始減速。事實上，研究顯示經前症候群的患者體內的抗氧化物都較少（尤其是穀胱甘肽），特別是在黃體期。食用富含抗氧化物的食物能修復受損的賀爾蒙，讓它們能在最短時間內恢復運作。

科學研究這樣說

- 維生素 E，一種強大的抗氧化物，經證實能減輕因經前症候群引起的乳房疼痛。

妳該留意的攝取秘訣

1. 在黃體期階段攝取 400IU 的維生素 E，來幫助預防經前症候群和乳房疼痛。

2. 富含硒的食物含有穀胱甘肽這種強大的抗氧化物，因此請多吃巴西豆、芝麻、大蒜和紅蔥頭。

3. 如果經痛已經到了失控的狀態，改吃富含抗氧化物的植物性飲食方式至少兩個月或許會有助益，因為可能減輕經前

症候群症狀和經痛。

❖ 咖啡因

我們開門見山地說吧。在研究中並未發現咖啡因和經前症候群的關係，而女性依然可以喝咖啡，不用擔心它會直接引起經前症候群。然而，我們也必須誠實地探討咖啡因對人體所造成的影響。它是一種天然的利尿劑（意味著妳會更頻繁地排尿），進而導致腹脹、腹部不適以及經常跑廁所，這些都是經前症候群的常見症狀。此外，過多的咖啡因可能會阻礙雌激素排出，導致雌激素在體內堆積。不過，咖啡因和經前症候群之間並沒有直接的關聯，因此我的肺腑之言是，請謹慎酌量飲用，尤其是妳持續有經前症候群症狀的話。

科學研究這樣說

- 每天飲用四杯咖啡的女性比不喝咖啡的女性的雌二醇（雌激素的活性型）在生理期期間高出 68%，進而導致經痛、生理痘以及腹脹。
- 無論咖啡因的來源是茶、可樂、咖啡或含咖啡因的軟性飲料，每天攝取 500 毫克咖啡因的女性比每天攝取少於 100 毫克咖啡因的女性的雌二醇高出 71%。

> ### 妳杯子裡的咖啡因
>
> 1 杯熱咖啡＝～ 160 毫克咖啡因
>
> 30ml 義式濃縮咖啡＝～ 64 毫克咖啡因
>
> 1 杯冷萃咖啡＝～ 100 毫克咖啡因
>
> 1 杯綠茶＝～ 40 毫克咖啡因
>
> 1 杯紅茶＝～ 50 毫克咖啡因
>
> 1 杯可樂＝～ 35 毫克

妳該留意的攝取秘訣

1. 以適量攝取為目標。為什麼？……這個嘛，無論來源，咖啡因都可能會提高壓力、易怒、焦慮、心率加快、高血壓以及睡眠品質受損的風險。最好適量或完全戒除咖啡因攝取，才能抑止這些症狀。

2. 猖獗的賀爾蒙波動和其他生理上的不適，都可能會讓妳無法獲得高品質的睡眠。這些痛苦，外加咖啡因過量，很可能會讓妳無法好好睡上一覺。

3. 經前症候群本身就會讓妳感到昏昏欲睡，所以咖啡因在經前症候群期間會讓人覺得特別吸引人。咖啡因的提神作用或許是個權宜之計，但也會讓妳更容易產生依賴，而非能夠真正從根本解決問題（例如在三更半夜一直刷 IG、沒有適當的放鬆習慣、在睡前看那種令人心跳加快的節目）。

4. 如果咖啡因本來就會讓妳更緊張或焦慮，咖啡因和經前症候群症狀的組合很可能會火上澆油。每個人對咖啡因的反應都不同，所以請注意一下自己的身體。觀察睡眠品質、心情以及心率來幫助妳找到最適合自己的攝取量。如果妳不想攝取咖啡因，可以改喝無咖啡因的花草茶，例如薑茶或洋甘菊茶、風味水、康普茶、氣泡水和不含咖啡因的飲料。

❖ 酒精

在經前症候群的發展和管理方面，酒精是另一大熱論議題。幾項研究都顯示那些有飲酒習慣的女性經前症候群的問題也都較為嚴重，但並不是百分之百清楚這是否要怪罪於酒精本身，或者那些容易罹患經前症候群的女性是藉由喝酒來面對因經前症候群所引起的症狀。無論如何，酒精會對身體造成干擾性的影響，像是腹脹、脫水、進食慾望增加，而且可能會讓經前症候群的症狀更加惡化。

科學研究這樣說

- 一項針對四萬七千位女性所進行的完整系統性回顧和研究整合分析發現，酒精攝取和經前症候群風險之間具有中度關聯性，會讓風險提升 45%，而重度飲酒者罹患經前症候群的風險則大增了 79%。
- 酒精可能會改變性類固醇賀爾蒙、促發炎指標，以及像

FSH 和 LH 這些促性腺激素的濃度而讓症狀加劇。

• 酒精可能干擾大腦中能平衡心情的物質，像是血清素。

妳該留意的攝取秘訣

1. 節制一點或許是好事，尤其當妳持續有經前症候群和乳房脹痛的話。請觀察注意帶給妳的感覺，並適當進行調整。

2. 在酒精攝取方面請務必酌量。

———— 經前症候群症狀管理心法 ————

腹脹：減少咖啡因和酒精攝取，多吃富含益生菌的食物，增加鎂、鈣質與 Omega-3 的攝取。

焦慮、緊張，和心情陰晴不定：嘗試補充鼠李糖乳桿菌，增加鎂的攝取，多食用提升血清素的食物，增加複合性碳水化合物、鈣質、維生素 B_1、維生素 B_6、維生素 D、錳與 Omega-3 的攝取。

腹部問題：減少咖啡因和酒精攝取，多吃富含益生菌的食物，增加鈣質攝取。

頭痛：減少咖啡因和酒精攝取，增加鈣質與 Omega-3 的攝取。

嘴饞：減少酒精攝取，增加鈣質與複合性碳水化合物的攝取。

疼痛或經痛：減少咖啡因和酒精攝取，多食用提升血清素的食物，增加鈣質、維生素 B_1、維生素 D 和 Omega-3 與複合性碳水化合物的攝取。

疲勞或失眠：減少咖啡因和酒精攝取，多食用提升血清素的食物，增加鈣質、維生素 B_6、維生素 D 與複合性碳水化合物的攝取。

乳房脹痛：增加維生素 E 的攝取，減少酒精攝取，增加抗氧化物、鈣質攝取與 Omega-3 的攝取。

經期前情緒障礙症：增加鈣質與鉻的攝取。

一般經前症候群：減少咖啡因和酒精攝取，增加抗氧化物的攝取，多吃富含益生菌、精氨酸與提升血清素的食物。增加鈣質、維生素 B_1、維生素 B_6、維生素 D 與 Omega-3 的攝取。想了解更多治療經前症候群的方式，請參見「資源」章節（第 289 頁）。

其他重要治療方式：紀錄症狀日誌，設定好限制，優先做必要的事，放慢步調，並且經常休息！

6

多囊性卵巢症候群

　　想要一直保持完美是很不容易的！我們不能期望我們的頭髮總是看起來豐盈亮麗，我們的皮膚永遠看起來明亮無瑕，而且還能經常保持著熱情洋溢、樂觀的心情。儘管我們每天都努力想要看起來和表現出最好的一面，但對一些人而言，這卻幾乎是遙不可及的。為什麼呢？要怪就怪賀爾蒙失調吧，它讓我們很多人都無法過著最理想的生活。

　　在我從事營養諮詢的過程中，我曾遇到過最常見的一些賀爾蒙病症有：

　　多囊性卵巢症候群（PCOS）、子宮內膜異位症、甲狀腺機能異常（橋本氏症、甲狀腺機能低下症、甲狀腺機能亢進症）、停經以及不孕。

　　當然，還有一長串其他賀爾蒙和生殖系統的病症，可能會讓妳的生理期、妳的心情和精力，以及妳的性慾失衡，但在本章以及接下來的章節中，我將會專門探討妳如何能夠使用「食物為先」的方法來處理這些確診病症。

多囊性卵巢症候群是什麼？

　　多囊性卵巢症候群是我在從事營養諮詢過程中常見到的一種內分泌系統失調病症。這是一種複雜的賀爾蒙失調狀況，而且會影響全身（從生殖系統到內分泌到神經系統）。

　　和多囊性卵巢症候群相關的健康風險，包括高血壓、心血管疾病、糖尿病、發炎反應、體重增加、難以減重、進食慾望大增、膽固醇過高、情緒失調（焦慮和憂鬱），以及生殖系統方面的癌症罹患風險增加，例如乳癌、子宮內膜癌、子宮癌以及卵巢癌。大量的雄激素（也就是雄性賀爾蒙）是典型的多囊性卵巢症候群徵兆，會導致症狀像是生理痘、多毛症（毛髮生長在雄性部位像是下巴、鬢角和胸口）、雄性脫髮（馬蹄禿）以及難以減重。多囊性卵巢症候群也可能出現在肥胖、過重、一般或體重過輕的女性身上。所有女性都可能出現像是胰島素阻抗或卵巢囊腫等症狀。

　　多囊性卵巢症候群是造成女性不孕的主要原因之一，因為它會讓我們的生殖系統發生故障，阻礙濾泡發展和排卵。患有多囊性卵巢症候群的女性生理期較不頻繁的風險更高，而那些腰圍較粗的人也較容易出現生理週期失調，進而對她們的生育能力產生負面影響。

——— 我怎麼知道自己有這個問題？ ———

在多囊性卵巢症候群的診斷方面，一個常見（但不是普及通用）的工具就是「鹿特丹診斷標準」（Rotterdam Criteria）。下方三項標準中必需符合兩項才算確診：

1. **排卵功能障礙**。這很可能是經量減少或無排卵。
2. **雄激素過多症**。這是根據臨床症狀（脫髮、痘痘、多毛症、深色或過多毛髮生長）或生物化學症狀（睪丸素、二氫睪酮或雄烯二酮值過高）判定的。
3. **多囊性卵巢**。這是進行超音波檢查得知的。

妳的醫生或許能夠為妳確診，但多囊性卵巢症候群並沒有絕對的標誌性診斷標準，而診斷經常是很主觀的。正式的確診可以透過卵巢切片來進行，但這樣的做法並不常見。在例行健檢中可能會在血液中發現胰島素、黃體激素（LH）和雄激素過高，但並非一向如此。這也強調了自立自強的重要性，紀錄自己心情和症狀的改變，像是深色毛髮、體重變化、長痘痘或是週期不順。在例行健檢時把所有這些有用的資訊告訴妳的醫護人員。記得要詢問醫護人員，並留意檢測數值變化，以判斷是否有比較顯著的改變。

我是怎麼罹患的？

　　遺憾的是這一點我無法給妳一個非黑即白的答案。這牽涉到很多問題⋯⋯環境、生活方式、發炎反應、賀爾蒙失調以及遺傳。多囊性卵巢症候群也會在處於極大壓力時出現。但有一大因素是大多數患有多囊性卵巢症候群的女性都有的共同點：胰島素阻抗。

　　在妳進食過後，胰臟會分泌賀爾蒙胰島素來平衡血液中的糖分。胰島素能藉由吸收血液中的營養和糖分，分配給飢餓的肌肉、脂肪和肝臟細胞，來提供能量給妳的身體，讓妳的身體保持活躍和律動。

　　然而，70% 患有多囊性卵巢症候群的女性都有胰島素阻抗的問題。當身體對胰島素產生「阻抗」的時候，細胞無法再對胰島素產生良好的回應，而身體也會對它開始產生耐受性。雖然胰島素很努力想要身體接受它的營養素，但身體卻變得很固執，就是不想聽話。曾經一度因為胰島素所帶來的營養素而充滿活力的細胞，現在也陷入了困境。糖分最後只能留在血液中，進而導致疲勞、腦霧，以及對碳水化合物產生極大的渴望。作為回應，身體會告訴胰臟製造更多胰島素（因為它很餓），但胰臟對於這種苛刻的要求已經感到很累了，而且老實說也覺得很煩。最終，遽增的工作量會導致胰島素阻抗，將來也可能面臨其他潛在的嚴重健康問題，像是

第二型糖尿病。好消息是，胰島素阻抗是可以透過行為、飲食以及生活方式改變而逆轉的。

———— 多囊性卵巢症候群的管理 ————

我藏有很多關於營養方面的錦囊妙計，能幫助妳更好的管理多囊性卵巢症候群。盡早辨識出症狀並且採取積極主動的態度，能夠大幅減少長期的健康風險。藉由透過更有益健康的食物選擇來改善胰島素敏感性，妳就能重新訓練妳的細胞來調節胰島素，而受損的胰島素也會被趕出體外！

治療多囊性卵巢症候群並不是一種一成不變的方法。個人化的治療方式是很重要的，所以請和一位專業人士合作，參考這些建議來制定更適合妳目標和需求的療程。請記住，多囊性卵巢症候群有很多不同的形式和症狀，因此有些方法可能不適合妳，但那也是沒有關係！

❖ 妳的飲食

患有多囊性卵巢症候群的女性如果飲食健康並且定期運動的話，就能夠讓她們的賀爾蒙與胰島素獲得更好的控制。一項完整的考科藍報告顯示，飲食、運動和生活方式的調整對於患有多囊性卵巢症候群的過重和肥胖女性而言，通常是第一道防線。儘管如此，如果妳體重過重，減重或許能夠為

妳的健康帶來正面的影響。減去 5% 至 10% 的體重能夠幫助妳恢復排卵週期、改善週期規律、改善胰島素阻抗、降低過高的雄激素值、改善不孕，並且提高那些正在接受生育治療人士的受孕機率。在一項研究中，90% 的肥胖女性在減去 9 公斤之後恢復了排卵，並且大幅增加了她們受孕的機率。減去過多的體脂肪也可能是恢復生育、平衡賀爾蒙、提升胰島素敏感性以及代謝功能的關鍵。我想重申的是，並非所有女性都有胰島素阻抗的問題，也並非所有女性都需要減重，遵循一個對妳有效的計劃才是最重要的。

❖ 所以哪一種飲食法最好？

目前並沒有明確的證據顯示在多囊性卵巢症候群的管理上，某一種飲食比另一種飲食更好。在適當的情況下，無論使用何種方式達成，減重都經證實能夠改善生理期和生育能力，而不需要醫療干預或藥物。然而，請勿將妳的熱量攝取減至過低或是做任何危險的事來減重——少於 1,500 卡以下的食物攝取可能會大幅減緩新陳代謝，對睡眠、消化、心情和專注力造成損害。那就糟了！

有些研究人員相信低碳水／低升糖指數（GI）的飲食可能會降低胰島素分泌，但這並不是一種全面性的建議做法。有一項整合分析比較了所有管理多囊性卵巢症候群的飲食方式，如下表所示。患有多囊性卵巢症候群的過重或肥胖女性

在遵循低碳水化合物的生酮飲食（限制每日碳水化合物的攝取至 20 公克或以下長達二十四週）之後，能大幅減少 12% 的體重，並且改善空腹胰島素達 54%。一項研究顯示高蛋白質、低碳水的飲食和低蛋白質、高碳水的飲食兩者對於減重都同樣有效，而兩種飲食也都能改善胰島素阻抗、高膽固醇，以及脂肪。

在我從事營養諮詢的過程中，我發現那些限制單醣、精緻碳水化合物以及飽和脂肪攝取，並且增加慢消化、複合性碳水化合物以及低升糖指數食物（請參見第 137 頁）攝取的客戶，就能夠讓這種飲食模式更加永續化，同時又能控制她們的多囊性卵巢症候群。所以，妳如何減重其實無所謂，只要做讓自己感覺最好、感覺最實際，而且對妳而言最能夠永續發展的事就對了！

多囊性卵巢症候群的飲食分析

目的	飲食計畫種類
減重	富含單元不飽和脂肪的飲食
改善生理期規律	低升糖指數的飲食
降低胰島素和膽固醇	低碳水化合物、低升糖指數的飲食
改善生活品質	低升糖指數的飲食
改善心情和自尊心	高蛋白質的飲食

來源：https://www.ncbi.nlm.nih.gov/pubmed/23420000

❖ 我真的需要運動嗎？

運動能夠帶來許多好處，例如改善心情、加強壓力管理、降低血糖，以及提升胰島素敏感性。誰不喜歡運動後所帶來的那種快感呢？不要總是從事同樣的飛輪或舉重運動，稍微變化一下吧！綜合性的運動，像是交替進行有氧和阻力訓練，經證實在多囊性卵巢症候群的管理上都比只從事有氧或阻力訓練要更有助益。

累積較長的活動時間經證實比只進行強度運動更能有效改善胰島素敏感性。因此，不需要刻意去從事十分鐘的危險運動；從事中度或輕度運動較長時間是好事，不，應該說對妳的健康是很棒的事！還有，沒錯，瑜珈也算在內。在腰圍有過多體脂肪的女性每週去上三次一小時的瑜珈課長達一年，經證實能減少腰間的發炎反應——這也是罹患多囊性卵巢症候群女性常見的特徵。如妳所見，從事輕度、中度或強度運動都能帶來許多健康好處——無論哪一種最適合妳！

現在妳知道在多囊性卵巢症候群的管理上運動所能夠帶來的所有驚人好處，最難的應該就是決定妳在健身房裡想聽哪一首蕾哈娜的流行歌吧！

運動的目標：

1. 考慮每天的總運動時間和活動量，而非運動的強度。
2. 只從事妳喜歡的運動課程或訓練。

3. 每週至少四次，每天運動 45 至 60 分鐘。

4. 交替從事不同的運動，從有氧到重訓到高強度間歇訓練（HIIT）到瑜珈。

5. 請記住，任何運動都比沒運動好！從妳的基礎開始增加（對，就算妳的基礎是零也沒關係），以緩慢、安全和務實的方式進行。

❖ 添加糖和纖維

當妳患有多囊性卵巢症候群時，隨時都有想吃碳水化合物的慾望不表示妳瘋了，所以別擔心。多囊性卵巢症候群的患者會有強烈的進食慾望，都是因為強大的賀爾蒙及胰島素過盛的緣故，這也是為什麼妳渴望吃甜食，而且可能食慾跟浩克一樣大！過多的胰島素也是多囊性卵巢症候群的女性患者難以減重的原因。此外，多囊性卵巢症候群患者體內過多的雄激素也和想吃碳水化合物的慾望有關。這個渴望碳水化合物、食用碳水化合物、崩潰、一而再再而三渴望碳水化合物的惡性循環，對於血糖控制和減重都是極為有害的。真是多謝了，胰島素！

在多囊性卵巢症候群的管理方面，選擇少含添加糖的食物對於短期和長期健康都是很重要的。添加糖和天然糖之間的差異在於，添加糖是添加至食物中的，而天然糖則是天然存在於食物當中的。很抱歉我必須實話實說，但像是糖果、

餅乾和汽水中的那些添加糖都不是天然的。然而，像是水果、蔬菜和牛奶等食物都含有天然糖的成分。舉例來說，牛奶含有乳糖，而水果則含有果糖和蔗糖，都是天然產生的糖類。添加糖，像是精緻白糖或糖漿，都缺乏真正的營養，而且可能會造成體重巨幅上升，並帶來不良健康影響。

不管從哪方面考慮，所有的添加糖從營養的觀點來看基本上都是一樣的，所以控制份量依然是關鍵。因此，妳不該在燕麥粥上漫無目的地狂擠蜂蜜，或是倒一大堆紅糖在妳的咖啡裡，只因為那比較天然。

美國飲食指南（US Dietary Guidelines）建議添加糖的攝取量保持在 10% 的熱量以下，如果妳每天攝取 2,000 大卡的飲食時，也就是等同於 50 公克以下，或是 12.5 小匙的添加糖。美國心臟協會（American Heart Association）建議的量更少，每天以 25 公克或 6 小匙（或 2 大匙）為目標。

我絕對不是在說要完全戒除碳水化合物，因為那對於控制嘴饞和管理多囊性卵巢症候群而言並不是有效或切實際的長期治療方式。我的意思是，讓我們找出最理想的碳水化合物，為妳的生活增添風味。而那種富含不易消化形式的碳水化合物，叫做纖維！纖維不會讓妳的血糖飆高，甚至能夠有助於調節血糖。富含纖維的食物同時 GI 值也比較低。低升糖指數的食物通常都會以較緩慢的速度釋放葡萄糖至血液中，而那對於妳的健康以及血糖和胰島素調節是極為有益的。

雖然有多項研究都顯示食用低升糖指數的食物能帶來助益，幫助改善其他慢性疾病（例如糖尿病和心臟病）的胰島素敏感性，但目前並沒有證據顯示低升糖指數的飲食能夠特別用來治療多囊性卵巢症候群。然而，低升糖指數的飲食經證實能對多囊性卵巢症候群的症狀帶來以下的助益：

- 改善胰島素敏感性，有助於多囊性卵巢症候群的管理。
- 可能對於無須減重但需要控制胰島素的多囊性卵巢症候群患者，或是一直難以減重的過重患者有幫助。
- 可以調節生理期。一項研究顯示，低升糖指數的減重飲食比標準減重飲食更能促進 95% 女性的生理期規律。
- 有助於大幅改善情緒和生活品質。

重點是，我們知道全穀類、富含纖維、低糖以及低升糖的食物能減少進食慾望和管理血糖。我相信以下的策略能夠促進妳的健康，幫助妳攝取更多纖維，以及改善妳的多囊性卵巢症候群：

1. 添加水果，像是藍莓、梨子和草莓，以及堅果和種籽在妳每天早餐的希臘優格帕妃中。

2. 捨棄美奶滋，改用酪梨，多攝取具飽足感的纖維。

3. 以全穀類麵包取代小麥麵包，以便攝取更多纖維。

4. 烹調各種不同的獨特全穀，例如 Farro 小麥、小麥漿果、尾穗莧、高粱、蕎麥以及藜麥。

5. 用全麥或甚至是豆製義大利麵（例如 Banza 鷹嘴豆製義大利麵）而非精緻白麵。

6. 改用花椰菜米或青花菜米來取代糙米或白米。

7. 在早餐的果昔中混入亞麻籽或燕麥以增加纖維。

8. 在沙拉上灑上核桃、榛果或奇亞籽而非烤麵包塊。

9. 下次烤肉的時候，改用萵苣或捲心菜取代麵包。

10. 使用全麥麵粉、燕麥麵粉或杏仁粉而非中筋白麵粉。

多攝取含有天然糖的食物，像是水果、蔬菜、牛奶、乳製品。盡量避免攝取含有添加糖的食物，像是餅乾、汽水、糖果、果汁、番茄醬、調味優格、義大利麵醬、鹹餅乾、甜飲料（比如調味咖啡、檸檬汁、甜味茶、運動飲料）。一些添加糖用了其他的名稱作為掩飾，像是椰子糖、果糖、葡萄糖、糖粉、蔗糖、甜菜糖、焦糖、蜂蜜、龍舌蘭蜜、轉化糖、糖蜜、高果糖玉米糖漿、玉米甜味劑、任何一種糖漿（糙米、麥芽、玉米等），妳該對這些食物保持警戒。

減少糖分攝取的小建議：

1. 注意糖的來源，留意用其他名稱作為掩飾的糖，以及哪些產品含有添加糖。

2. 使用像 MyFitnessPal 或 Fooducate 這種 APP 來追蹤妳的食物，了解用其他名稱作為掩飾的糖都出現在哪些地方。

3. 注意妳的零食攝取。選擇特別的甜點享用，而不是因為妳突然想吃。

4. 家中隨時都準備著水果和蔬菜，這樣妳就不會漫無目的地啃食那些可能含有添加糖的洋芋片和餅乾。

5. 在食物上桌前，請先閱讀食品標籤。由於添加糖和天然糖在食品標籤上目前沒有區分，請先瞄一下成分清單。

6. 產品上標示「無添加糖」的字樣並不表示它是百分之百純淨。食品公司可以添加「濃縮果汁」或「果汁原漿」，但依然可以標示「無添加糖」的字樣。如果一個食譜標榜著「健康」，它依然可能含有龍舌蘭蜜或蜂蜜的成分在裡面，而那些也都算是添加糖。

7. 不要喝糖飲！含糖飲料（SSB）像是汽水、果汁，或能量飲料都是美國人飲食中最大添加糖的來源。它們佔據了我們飲食中幾乎一半的添加糖含量。含糖飲料和體重增加以及有害心血管代謝健康都有關係。此外，研究已經發現那些經常飲用化學甜味劑飲料的人士，出現體重增加、肥胖、糖尿病和心臟病等健康問題的風險較高。因此，美國心臟協會極力鼓勵飲用原味、無糖的碳酸水。請選擇無糖的茶、氣泡水，或添加風味的水來幫助妳減少含糖飲料的攝取。

8. 和一位醫護人員攜手合作，了解最適合妳的知識、照護和治療方式。

❖ OMEGA-3

妳最好相信，因為它們強大的健康效益，Omega-3 在多囊性卵巢症候群的管理方面扮演著很特別的角色。Omega-3 能瓦解強硬棘手的胰島素阻抗，來改善胰島素敏感性。在 2018 年，一項系統性回顧和整合分析顯示，Omega-3 脂肪酸對多囊性卵巢症候群患者在胰島素阻抗和高膽固醇、低密度脂蛋白（LDL）過高以及三酸甘油酯方面都可能是有效、安全的治療方法。補充 Omega-3 的長期效益較不明確，但短期（使用三至六個月）是推薦的。

❖ 鎂

呼喚所有熱愛黑巧克力的人士！妳正式獲得了允許可以吃掉那條已經在召喚妳好幾個小時的黑巧克力棒了。多囊性卵巢症候群的患者經證實體內鎂的濃度較低。事實上，體內缺鎂會讓妳比那些體內有足量鎂的人士罹患多囊性卵巢症候群的風險增加 19%。黑巧克力（可可含量 85% 或以上）能幫助妳很快就恢復體內鎂的濃度。

此外，鎂也經證實能有助於調節葡萄糖和胰島素。攝取富含鎂的食物是很重要的，因為胰島素阻抗會對鎂的吸收造成負面的影響，導致妳更容易缺鎂。在精神層面，焦慮是多囊性卵巢症候群的一種常見症狀。生理期問題、生育力問

題、負面的身體形象以及多毛症都是可能導致多囊性卵巢症候群女性患者產生焦慮的徵兆。此外，焦慮和壓力會削弱體內鎂的濃度，讓妳更加缺乏。幸虧，補充鎂就可能有助於對抗焦慮和極度壓力的感覺。此外，我建議妳在一個臨床環境中開誠布公地向一位心理治療師或精神健康專家諮詢，學習如何在這個過程中讓妳的心靈保持平靜並且善加照顧它。

請參見第五章關於鎂的劑量攝取建議。

❖ 鈣質和維生素 D

維生素 D 和鈣質在多囊性卵巢症候群的管裡方面是要角。研究顯示高達 67% 至 85% 的多囊性卵巢症候群女性患者體內缺乏維生素 D 和鈣質。事實上，缺乏這兩種營養素的人士未來罹患多囊性卵巢症候群的機率很高，真慘！完好的鈣質吸收少不了維生素 D，這也強調了在飲食中攝取足夠維生素 D 的重要性。

維生素 D 和鈣質也可能幫助多囊性卵巢症候群的患者遠離發炎反應。在一項隨機、雙盲、安慰劑控制的試驗中，維生素 D 和鈣質營養補充品都比安慰劑更有助於減少發炎反應。攝取維生素 D 和鈣質及二甲雙胍，一種用於治療多囊性卵巢症候群常見的糖尿病藥物，在多毛症、生理期規律以及排卵方面的顯著改善勝於單獨使用二甲雙胍。此外，研究也發現補充維生素 D 能降低因胰島素阻抗所引起的發炎反應。

所以，請確保攝取足量的維生素 D 和鈣質，以便更善加管理多囊性卵巢症候群，現在就行動吧！

得舒飲食（DASH Diet）

「停止高血壓的飲食方法」（The Dietary Approach to Stop Hypertension ／ DASH）對多囊性卵巢症候群的患者或許會有幫助。得舒飲食著重的是那些能有助於降低高血壓的食物，像是水果、蔬菜、低脂乳製品、魚類，以及全穀類。過重和肥胖的人士和控制組相比，在遵循得舒飲食長達八週之後，就顯示出在體重、身體質量指數（BMI）、三酸甘油酯、低密度脂蛋白（LDL），以及胰島素方面都能獲得改善。得舒飲食中的各種抗氧化物、鎂、鈣質、鉀，以及膳食纖維對多囊性卵巢症候群的患者都可能會帶來助益，有助於控制體內脂質過多和發炎反應。

❖ 肌醇

肌醇，例如常聽說的肌肉肌醇（MI）和手性肌醇（DI），是一種維生素 B，對於週期規律、賀爾蒙功能以及平衡有幫助。肌醇能幫助胰島素變得更敏感同時「阻抗力」更低。就像妳告訴過妳的伴侶要他們在情緒上更體貼而且不

要那麼蠻橫一樣，肌醇同樣也在試圖和胰島素做這樣的溝通以突破侷限。

以營養補充品來說，肌肉肌醇或能有助於恢復賀爾蒙和生殖平衡，尤其是患有多囊性卵巢症候群的女性。因為它一般來說很安全而且相對不貴，因此可以是治療多囊性卵巢症候群的好方法。一項整合分析顯示肌肉肌醇或能有助於改善胰島素調節。此外，性賀爾蒙結合球蛋白（SHBG）的濃度在多囊性卵巢症候群患者身上通常都很低，而性賀爾蒙結合球蛋白在補充肌肉肌醇二十四週後，濃度就恢復到正常值。

在 2018 年，一項整合分析的結論是，肌醇似乎能夠調節生理週期、改善排卵，以及為多囊性卵巢症候群患者促進有益的代謝改變；然而在懷孕和生育力的影響方面則需要更多證據。顯然地，這是個很吸睛的話題，因此在未來幾年應該會有更多結論性的研究。如果妳感興趣，可以多注意這方面的研究，不過還是那句老話，請向妳的醫生諮詢。

❖ N- 乙醯半胱氨酸（NAC）

這聽起來或許有點嚇人，但 N- 乙醯半胱胺酸是一種值得探討的抗氧化物和胺基酸。NAC 是營養補充品的形式，而半胱胺酸則是一種存在於食物中的胺基酸形式。NAC 或許有能力可以改善多囊性卵巢症候群女性的胰島素。身體極度渴望 NAC，才能製造和補充一種叫做穀胱甘肽的抗氧化物。穀

胱甘肽被譽為抗氧化物的聖地，並且能夠有助於減少有害的氧化壓力、建立健康的免疫系統，以及建立更良好的生殖環境。妳能獲取越多 NAC，就有越多穀胱甘肽能夠在妳體內發揮魔力。聽起來很簡單吧！

在一項隨機臨床控制試驗中，補充 NAC 經證實在排卵以及懷孕方面，比安慰劑所帶來的改善效果更顯著。雖然研究僅限於 NAC 的補充，但專家也建議食用富含各種半胱胺酸的飲食，像是蛋、鱈魚、雞肉、葵花籽、乳酪、扁豆、鮭魚以及豆類。NAC 的建議劑量是每天 1.3 至 6 公克。

—— 對多囊性卵巢症候群的十大建議 ——

1. 選擇低升糖指數的碳水化合物來降低胰島素生成，例如地瓜、糙米和藜麥。

2. 在每一餐中添加蛋白質和脂肪讓飽足感維持更長久，並且阻止血糖值上升，進而減少胰島素刺激。

3. 少攝取添加糖和精緻碳水化合物以避免胰島素飆高。

4. 選擇富含纖維的食物來阻止血糖飆高並降低膽固醇。

5. 減少飽和和反式脂肪的攝取來善加管理多囊性卵巢症候群，並選擇脂肪酸和 Omega-3 不飽和脂肪酸來幫助改善胰島素阻抗。更棒的是，增加妳從食物來源中攝取的 Omega-3，例如亞麻籽、酪梨、鮭魚或橄欖油，以便攝取大量抗發炎反應的化合物。

6. 添加富含抗氧化物的食物來減少發炎反應，像是番茄、洋蔥、胡桃南瓜和羽衣甘藍。

7. 食用富含鈣質和維生素 D 的食物，像是優格、蛋、青花菜和鮭魚。

8. 讓鎂成為妳的朋友。在妳的生活中添加像黑巧克力、牡蠣和豆類這些食物。

9. 不要害怕碳水化合物。只要添加健康脂肪和蛋白質來降低可能發生的血糖飆高就行了。舉例來說，在食用地瓜的時候，添加健康油脂像是橄欖油，和蛋白質像是比目魚，進而大幅降低地瓜升高血糖的能力。

10. 在 APP 中記錄妳吃下的食物持續一週，看看妳所攝取的熱量和添加糖都是從哪裡來的，並按需要縮減，來幫助妳減重或控制血糖。和一位專業人士合作以獲得支持和指引。

適合多囊性卵巢症候群相關症狀的五大食物

這些是我最喜歡的五種食物，能幫助管理和多囊性卵巢症候群相關的症狀，讓妳一口一口邁向健康！

1. 地瓜：不要完全限制妳的碳水化合物攝取，因為當妳將來再度攝取碳水化合物時（總會有吃生日蛋糕的時候吧），很可能會在體內造成更大的問題！相對地，選擇最適合妳身體的碳水化合物。地瓜這種複合性、釋放緩慢的碳水化合物就是個很好的選擇。

2. 豆類：和地瓜一樣，豆類也富含纖維，這意味著它們也是釋放緩慢的碳水化合物，能夠讓妳更長時間維持精力。攝取適當的碳水化合物，像是豆類，甚至能夠改善胰島素敏感性，所以請記得在一整天中都要選擇低升糖指數、複合性的碳水化合物！

3. 蛋：蛋是必需而且完整的蛋白質來源，因為它們含有妳的身體無法自行製造的所有胺基酸。蛋含有 0 克的糖和 0 克的碳水化合物，所以不需要擔心蛋會讓葡萄糖飆升。此外，蛋也可能有加快新陳代謝的能力。請盡可能選擇有機的蛋，甚至是富含 Omega-3 的蛋，來避免許多傳統飼養動物性產品中所含的過多雌激素和抗生素。

4. 酪梨：像酪梨這種健康脂肪對於營養達標和保持血糖穩定是不可或缺的。單元不飽和和多元不飽和脂肪酸有助於處理和消化維生素、保護妳的器官，甚至有助於調節妳的體溫。它們含有抗氧化物豐富的維生素 A 和 E，或許能夠有助於保護眼睛不受來自手機、平板和電視螢幕所發射的有害藍光傷害。

5. 堅果抹醬：堅果抹醬（杏仁、花生、腰果、榛果等）甚或是種籽抹醬（南瓜、葵花、芝麻等）都是富含營養素的原動力。它們含有大量的纖維、蛋白質、鎂、維生素 B，以及能促進免疫力的維生素 E。在食用這種健康脂肪之後，妳事實上會產生飽足感，同時也獲取了令人滿足的蛋白質！

❖ 升糖指數食物

升糖指數（GI）是一個根據食物讓血糖升高的速度快慢而評定的數值。高升糖指數的食物讓血糖升高的速度會比低升糖指數的食物快。想要管理血糖，最好食用低升糖指數的食物。以下就是食物的升糖指數和類別：

食物	低 GI	中 GI	高 GI
穀類、麵包和穀物片；堅果；豆類	裸麥麵包 穀物麵包 100% 全麥麵包 燕麥（輾壓或刀切） 豆類 扁豆 什錦燕麥 大麥 全麥義大利麵 鷹嘴豆 黑豆 腰果 鷹嘴豆泥	口袋麵包 即食燕麥 糙米 北非小米 墨西哥玉米餅 烏龍麵	白麵包 貝果 玉米片 米餅乾 即溶燕麥 蝴蝶圈 年糕 米漿 香草威化餅
水果	蘋果 柳橙 香蕉 葡萄柚 葡萄 杏桃乾 草莓	葡萄乾 鳳梨 哈密瓜 無花果 椰棗	西瓜 荔枝
蔬菜	胡蘿蔔 甜玉米 地瓜 歐洲蘿蔔 豌豆	甜菜根 帶皮褐皮馬鈴薯	即食馬鈴薯泥
其他	奶類（全脂、豆奶、脫脂） 優格 巧克力	蜂蜜 爆米花	豆腐製的冷凍甜點

- 低升糖指數＝ 0 至 55：最好選擇這一欄的
- 中升糖指數＝ 56 至 70
- 高升糖指數＝ 71 至 100

7

子宮內膜異位症

　　子宮內膜異位症是一種慢性發炎疾病，這是當通常生長在子宮內的子宮內壁細胞和組織錯誤地生長在子宮外時所發生的疾病。誤植的組織可能會生長在骨盆腔中的任何地方，例如輸卵管、膀胱、卵巢，甚至是腸道。就像每個月在週期當中正常在子宮內重生的組織一樣，誤植的組織也會對賀爾蒙產生反應，在每個月重建並剝落。然而，血液無法直接從子宮中流出，於是便會在體內剝落，造成劇痛、發炎反應、腸道問題、疤痕組織，甚至是不孕。

——— 我怎麼知道我有這個問題？ ———

　　目前，子宮內膜異位症的真正原因尚不可知。賀爾蒙、月經逆流（也就是月經期間經血倒流回體內而非流出體外）、免疫、發炎、身體構造，以及遺傳原因也都是可能因素。如果妳的母親或姊妹患有子宮內膜異位症，那麼妳也較有可能罹患此症。另一個原因是前列腺素這種 Omega-6 脂肪

酸醋發炎反應化合物值過高，因而造成痙攣和疼痛。來自化學物質像是環境中的多氯聯苯（PCB）、內分泌干擾物例如對羥基苯甲酸酯和磷苯二甲酸酯所導致的雌激素過多，或是透過大量攝取肉類、肝臟以及乳製品也都是風險因素。

子宮內膜異位症是一種雌激素過多的病症，每十位女性當中就有一位患有此症。

子宮內膜異位症常見的症狀是月經絞痛，也就是月經來潮時的疼痛，以及在一整個月中如做愛時等其他時候所發生的疼痛。有些人可能會經歷令人虛弱和極度不適的嚴重疼痛，讓她們無法正常從事日常活動。另一方面來說，有些人可能大半輩子都沒有被診斷出來，因為她們從來沒有經歷過疼痛或異常的症狀。子宮內膜異位症是不孕的頭號原因，而女性經常都不知道自己罹患了子宮內膜異位症，直到她們發現自己難以受孕。

去找妳的醫生談談吧！解釋妳症狀的詳情和時間長短。如果沒有特別明顯的症狀，可以提及經期不順或難以懷孕的問題。確診的黃金標準是腹腔鏡手術，這是一種用來檢視腹腔中器官的微創手術。

————— 我現在應該怎麼辦？ —————

服藥、手術和調整飲食通常是治療的必勝組合。至於飲

食方面，妳的營養攝取目標應為降低已經升高的雌激素值，同時添加健康的抗氧化物來對抗發炎反應。如果妳沒有罹患子宮內膜異位症，妳依然可以藉由攝取大量水果和蔬菜、含有豐富鈣質和維生素 D 的乳製品、魚油，以及 Omega-3 脂肪酸來降低風險。

───── 科學在這方面還有什麼解釋？ ─────

一項研究顯示，頻繁食用高脂肪食物（尤其是反式脂肪、乙醇胺和乳製品）以及紅肉（例如豬肉和牛肉），並且喝酒的女性，在罹患子宮內膜異位症方面的風險較高。

- 戒除反式脂肪，並且適度或少量攝取植物性的健康脂肪，例如堅果、種籽、橄欖油、核桃油或酪梨油。
- 用魚類或植物性蛋白質來取代紅肉，並且盡可能食用草飼和有機認證的肉類，每週不要超過兩份。
- 每週盡量適度或少量攝取酒精（一週一至兩份）。

飽和脂肪經證實會增加停經前期女性的雌激素。

- 適度或少量攝取飽和脂肪以便控制過多的雌激素值。請注意來自奶油、油類、乳酪、牛奶、紅肉以及椰子類產品的飽和脂肪。
- 盡量攝取精瘦蛋白質，最好含有最少量或不含飽和脂

肪，例如優質、去皮的禽類、火雞，或富含 Omega-3 的蛋，每週不要超過五次。

- 多選擇植物性蛋白質像是豆類、藜麥、扁豆和鷹嘴豆義大利麵，每週四至五次，以便攝取鈣質、鉀和鎂，這些都能有助緩解經痛。

維生素 B_6 非常有用，它能有助於讓過多的雌激素失去活性，並且生成更多抗發炎反應的化合物，也就是 γ - 次亞麻油酸（GLA），能有助於抑制子宮內膜組織的生長。

- 多攝取維生素 B_6 來製造更多抗發炎反應的 GLA，例如蛋、燕麥以及小麥胚芽，同時多攝取富含 GLA 的食物，像是大麻籽、燕麥、螺旋藻以及大麥。

完全來自食物來源（非營養補充品）的硫胺素（維生素 B_1）、葉酸、維生素 C 和維生素 E 經證實能降低子宮內膜異位症的風險。大量攝取這些營養素的女性都降低了子宮內膜異位症確診的風險。

- 食用含葉酸的食物，例如營養強化穀物片、紅豆、綠豆以及鷹嘴豆，和富含硫胺素的食物，例如柳橙、燕麥和葵花籽。別忘了添加青花菜、堅果抹醬以及草莓在妳的飲食中，加強維生素 C 的攝取。

接受子宮內膜異位症手術的女性在術後都補充了維生素 A、C、E 和 B$_6$，以及礦物質鈣、鎂、硒、鋅和鐵，以及 Omega-3 和 Omega-6 六個月。補充維生素後，整體健康以及生活品質方面都比接受安慰劑組的人士有更顯著的改善。

- 考慮補充含有維生素 A、C、E 和 B$_6$、鈣、鎂、硒、鋅和鐵，以及優質魚油（Omega-3 和 Omega-6）的綜合維他命營養補充品。

子宮內膜異位症和咖啡因之間並沒有確定的關聯性。
- 適量攝取咖啡因，並根據狀況調整。

在 2018 年，一項整合分析和系統性回顧發現膳食異黃酮在亞洲和非亞洲國家都能降低子宮內膜癌的風險。事實上，攝取來自大豆產品和豆類的異黃酮降低了 19% 的子宮內膜癌罹患風險。另一項整合分析發現大豆異黃酮的攝取和停經前期女性的雌激素值並不相關。

- 不需要避免食用異黃酮（像是毛豆、豆腐或豆奶）或大豆產品。只要吃有機的並且適量就行了！
- 如果妳患有子宮內膜異位症，請重新養成飲食習慣，多吃蔬菜、攝取更多 Omega-3、少一點咖啡因、少一點紅肉、少喝點酒，以及少一點反式脂肪。

── 除非妳有症狀才需要減少麥麩攝取 ──

在營養學方面，麥麩和子宮內膜異位症的預防與控制之間的關係仍然有爭議。對某些人而言，麥麩，一種存在於小麥中的蛋白質，可能不會擾亂她們的骨盆症狀。對其他人而言，麥麩卻可能會讓她們感到極不舒服。雖然沒有廣泛的研究，一項針對 207 位患有子宮內膜異位症女性所進行的小型研究發現，75% 的女性在戒除麥麩十二個月後，統計上在疼痛症狀方面都獲得了顯著的改善。改善方面包括一般健康、社交功能以及精神健康。事實上，在戒除麥麩後，沒有任何患者出現疼痛加劇的狀況。因此可以推薦一些患者戒除麥麩來減輕子宮內膜異位症的症狀。

如果麥麩似乎會讓妳消化不良、增加骨盆腔疼痛，以及引起不舒服的自體免疫反應，請避免食用麥麩幾週至幾個月，然後再重新評估妳的症狀。妳有什麼好損失的呢？

──────── 少吃紅肉 ────────

研究顯示限制紅肉攝取或許適合患有子宮內膜異位症的女性，尤其是那些會出現子宮內膜異位症相關疼痛症狀的。食用紅肉，尤其是那些添加了賀爾蒙的，經證實和雌激素升高有關，而那不利於維持體內的平靜與安寧。

當女性增加紅肉攝取時（包括加工和非加工），她們罹患子宮內膜異位症的風險就會增加。那些每天食用超過兩份以上紅肉的人士，和那些每週食用一份或更少紅肉的人士相比，罹患子宮內膜異位症的風險增加了 56%。食用火腿、牛肉、豬肉，以及其他種類的肉類都和增加子宮內膜異位症的罹患風險有關，而蛋、禽類、魚類、甲殼類以及奶油則都和子宮內膜異位症的罹患風險無關。

除了子宮內膜異位症之外，紅肉攝取也經證實和一些嚴重疾病的發展有關，例如糖尿病、心血管疾病以及癌症。攝取紅肉時，可能會因為食用了注射過賀爾蒙的動物而提高雌激素值。飲食中來自動物性產品添加的賀爾蒙，可能會促成促發炎反應的細胞因子發展，進而可能增加和子宮內膜異位症有關的發炎反應。透過聰明的食物選擇來降低雌激素和具發炎反應的前列腺素值，有助於縮減子宮內膜異位症的發炎本質。事實上，患有經痛的女性在食用低脂肪的素食飲食之後，表示疼痛減少了。因此，食用低脂肪的蔬菜來取代高脂肪的肉類，對於那些有疼痛問題的人士而言，很可能就是最合適的飲食之道。

增加 Omega-3 攝取

月經期疼痛和骨盆腔疼痛都是子宮內膜異位症常見的症

狀。當妳結合子宮內膜異位症的發炎本質，和月經期中由子宮釋放具發炎反應的前列腺素（即脂肪細胞）時，這就像是蠟燭兩頭燒。食用色彩鮮艷的水果和蔬菜以及抗發炎反應的Omega-3，能讓疼痛維持在最少，有助於緩解痙攣和絞痛。

補充 Omega-3 魚油（也就是 EPA+DHA）並食用富含Omega-3 的食物以及更多抗發炎反應的食物，經證實能降低發炎反應、生理期疼痛，以及經痛。事實上，攝取更多Omega-3 脂肪酸經證實能降低 22% 的子宮內膜異位症診斷率。妳就更應該改用富含 Omega-3 的鮭魚、鯖魚或牡蠣來取代牛肉主餐了！目標是每週食用三至五份的魚類。

Omega-3 對 Omega-6 的攝取比例為 3:1。這意味著妳的飲食中的 Omega-3，例如鮭魚、核桃、菠菜以及奇亞籽，應該要多於 Omega-6，例如開心果和松子。

─────── 增加抗氧化物攝取 ───────

在評估哪種飲食最適合管理子宮內膜異位症時，一項綜合分析研究顯示，患有子宮內膜異位症的女性在食用主要是植物來源、富含抗氧化物的飲食之後，增進了她們的健康。食用更多富含維生素 C 以及特別是維生素 E 的植物性食物，對於降低受傷和發炎的子宮內膜組織和細胞的生長或許有幫助，進而也可能有助於緩解子宮內膜異位症所引起的疼痛。

此外，富含鎂的食物像是杏仁、香蕉以及瑞士甜菜，都可能有助於放鬆子宮的平滑肌收縮，緩解骨盆腔疼痛。

> **健康宣導**：吸菸者更容易產生發炎反應、細胞損傷以及氧化壓力，這些全都不利於身體的療癒和修復。

氧化壓力所造成的細胞或組織損傷，和子宮內膜異位症之間，存在著很強烈的關聯。事實上，患有子宮內膜異位症的女性體內鋅濃度過低，經證實會造成發炎反應增加。

- 富含抗氧化物的飲食能幫助修復受損的細胞並控制發炎反應，每天應食用至少四份蔬菜和一份水果。
- 每餐至少食用三種顏色以上的食物。
- 研究顯示，從食物中攝取的維生素 E 最能夠降低子宮內膜異位症的風險。最豐富的兩大來源是花生醬和蔬菜油（葵花、玉米油、大豆）。其他富含維生素 E 的食物為葵花籽、榛果和杏仁。
- 食用富含維生素 A 的食物例如瓜類、地瓜、胡蘿蔔、菠菜和蒲公英嫩葉。
- 食用富含維生素 C 的食物例如柑橘、青花菜、羽衣甘藍以及草莓。

- 食用富含鐵質的水果和蔬菜來補充月經期中所流失的大量血液並且對抗疲倦。富含鐵質的水果包括杏桃、枸杞和葡萄乾。螺旋藻、海帶、蘑菇和馬鈴薯都是富含鐵質的蔬菜來源。
- 欲達到賀爾蒙平衡，請盡可能購買有機栽種的農產品，以減少接觸殺蟲劑和賀爾蒙干擾素。殺蟲劑會降低農產品中的抗氧化物，請參考「環境工作組織清單」（Environmental Working Group List），了解哪些產品妳應該買有機的，哪些可以買傳統的。請盡可能選擇有機蛋白質（乳製品、蛋、禽類、魚類、奶油等等）。

2019 年環境工作組織清單
（美國農業部 USDA，www.ewg.org）

12 種骯髒蔬果清單	草莓、菠菜、羽衣甘藍、油桃、蘋果、葡萄、水蜜桃、櫻桃、梨子、番茄、芹菜、馬鈴薯
15 種乾淨蔬果清單	酪梨、甜玉米、鳳梨、冷凍甜豌豆、洋蔥、木瓜、茄子、蘆筍、奇異果、高麗菜、花椰菜、哈密瓜、青花菜、蘑菇、香瓜

增加維生素 D 和鈣質攝取

這種超人氣的營養組合又回來了，並且再度展示它們在降低子宮內膜異位症的風險以及協助管理與療癒相關病症上的強悍實力。在一項針對七十萬位女性所進行的研究中發

現，攝取牛奶和其他低脂乳製品能降低罹患子宮內膜異位症的風險。每天食用超過三份乳製品的女性被診斷出罹患子宮內膜異位症的風險，比那些每天食用兩份的人士少了 18%。此外，體內維生素 D 濃度較高的女性罹患子宮內膜異位症的風險，比體內維生素 D 濃度較低的女性少了 24%。

如果妳患有子宮內膜異位症，也無須刻意戒除乳製品。想要盡可能讓子宮內膜異位症罹患風險保持最低的人士，可以多攝取一些維生素 D 和鈣質。改吃有機、低脂的乳製品來限制妳在食物中的所接觸到的賀爾蒙，目標是每天至少三份。早上攝取希臘優格和杏仁搭配莓果，午餐吃加了一點牛奶和帕瑪森乳酪、羽衣甘藍、蘑菇和青花菜的烘蛋，並食用鮭魚、地瓜和蘆筍作為一天的結束，讓妳一整天都充滿維生素 D 和鈣質。

—————— 抑制雌激素的食物 ——————

想要確保體內的雌激素維持在正常數值，而不是像除夕夜的 Uber 車資那樣飆高，以下是一些讓它保持平衡的建議。

- 芥蘭素是一種存在於十字花科蔬菜中的化合物，能促進雌激素的代謝和分解。每天食用至少一杯的這種清脆又有益健康的蔬菜，例如抱子甘藍、青花菜、櫻桃蘿蔔、高麗菜和花椰菜。

- 葉酸、維生素 B_6 和維生素 B_{12} 全都和雌激素代謝有關，而且更重要的是，能協助妳排出過多的雌激素。因此，在這些維生素方面必須攝取足量，才能夠降低體內雌激素過多的風險。

- 那些飲食中含有大量脂肪但纖維攝取不足的人士，體內會出現太多有害的腸道細菌酵素，叫做 β-葡萄醣醛酸酶。為了將這種酵素從腸道中清除，清出一條道路來移除過多的雌激素和其他毒素，可以食用像芥藍菜葉、羽衣甘藍、茄子、蘆筍和馬鈴薯等蔬菜。植物和富含益菌生、益生菌的食物能讓妳的腸道保持清潔溜溜！

- 植物性雌激素可能有助於調理雌激素失調的狀況，例如經前症候群、子宮內膜異位症與更年期症狀。富含植物性雌激素的食物能模仿體內的雌激素。這有何重要性呢？因為，和人體所製造的「強」雌激素（來自卵巢、腎上腺以及脂肪組織）相比，這些食物所製造的是「弱」雌激素。來自食物的「弱」雌激素能夠阻斷「強」雌激素的生成，進而使身體達到更良好的賀爾蒙平衡。富含纖維食物中的木酚素，像是亞麻籽、南瓜籽、莓果、大豆、豆類以及蔬菜，都能降低血液中的雌激素，讓雌激素保持平衡。事實上，研究人員發現，亞麻籽麵包可能有助於減少雌激素過多所引起的乳房脹痛。

請參見第五章「經前失調症」中所列舉的治療方法，因為大多數患有子宮內膜異位症的女性通常都會出現經前症候群、經期前情緒障礙症。

8

甲狀腺機能失調

　　甲狀腺是一種相當強大的腺體。它就像遊戲操縱桿一樣，控制著我們身體的新陳代謝、體溫、生殖系統、生育能力，甚至是生理週期規律。甲狀腺會分泌賀爾蒙，叫做 T3 和 T4，它們幾乎對全身的每一個器官都有影響。妳的大腦（尤其是下視丘腦垂體甲狀腺軸）會定期掃視身體，看看它是否需要製造更多或更少的賀爾蒙。它就像是一位優秀的動感飛輪健身教練，永遠都能夠感應到教室中的氣氛，並決定是否該告訴全班提高或降低單車的阻力。他們知道怎麼做才是最好的！

　　在這裡提供一點關於 T3 和 T4 的常識。T3 是比較強大的那個，但體內 90% 的甲狀腺賀爾蒙其實都是 T4。由於妳的體內本來就有比較多的 T4，於是它經常會將 T4 轉換成 T3 來加以平衡。這種轉換的過程仰賴著來自妳飲食中大量的營養素，例如鋅、碘以及維生素 B_{12}。因此，如果妳的飲食中有營養缺口，妳的甲狀腺賀爾蒙就有可能出毛病。

甲狀腺機能低下症

　　甲狀腺活動力不足或遲滯是我在從事營養諮詢工作上最常見到的病症之一。大多數甲狀腺機能低下症的案例都是由橋本氏甲狀腺炎（又稱橋本氏症）所引起的，這是一種當妳的甲狀腺賀爾蒙不小心攻擊健康的甲狀腺時所發生的自體免疫病症。

　　在橋本氏症中，甲狀腺基本上出局了，無法分泌足夠的甲狀腺賀爾蒙。而它那個精力充沛的隊友，促甲狀腺激素（TSH），雖然試圖要甲狀腺重振旗鼓，但最終也失敗了。結果是，甲狀腺開始變得遲滯，妳可能會感覺怪怪的或是出現一些症狀，像是脫髮、體重增加、疲勞或者甚至是不孕。妳或許也會出現嚴重的經前症候群、性慾低落、經期疼痛或經血量大。橋本氏症會帶來以上這些不太好的症狀。

　　試想一下不小心將一隻紅襪子和一堆白色衣物一起洗是什麼狀況：妳的白色衣物將變成粉紅色。這種惡果雖然很惱人，但仍有辦法可以解決。橋本氏症也一樣——它不是故意要攻擊妳的甲狀腺的，並且很遺憾地產生讓妳感覺不良的副作用。幸運的是，有一些食物能夠改善這種狀況。

甲狀腺機能亢進症

甲狀腺賀爾蒙過度分泌的病症叫做甲狀腺機能亢進症。葛瑞夫茲病（Graves' disease）是一種自體免疫失調症，會造成甲狀腺過度活躍。甲狀腺機能亢進症的症狀包括體重減輕、脫髮、極度飢餓、排便頻繁、焦慮以及易怒。

我是怎麼罹患的？

遺憾的是，甲狀腺機能亢進或低下症的罹患原因並不清楚。這個病症涉及因素不僅廣泛，而且包括遺傳（70% 至80%）、賀爾蒙失調、已罹患自體免疫功能失調、糖尿病、環境狀況、毒素，以及缺乏碘或其他營養素等。黃體素和雌激素和甲狀腺之間也有緊密相連的關係。如果其中一種賀爾蒙失調了，甲狀腺也會失調。

黃體素：黃體素過低會造成雌激素過多，並干擾甲狀腺賀爾蒙的平衡。甲狀腺賀爾蒙不足也和黃體素值下降有關。

雌激素：過多的雌激素和壓力（即皮質醇）可能會阻斷甲狀腺賀爾蒙分泌。如果甲狀腺賀爾蒙被阻斷了，新陳代謝就可能減緩，進而導致脂肪堆積和雌激素累積。

長期壓力會直接干預影響和控制生理週期的甲狀腺賀爾蒙。所以我必須一再提醒，偶爾放鬆一下是絕對有必要的！

─── 我怎麼知道我有甲狀腺問題？ ───

　　如果妳出現異常症狀或生理期方面的問題，請妳的醫生為妳進行甲狀腺機能（例如 T3、T4、促甲狀腺激素、血小板生成素、甲狀腺球蛋白或甲狀腺抗體）方面的檢查。甲狀腺賀爾蒙過低可能會影響性賀爾蒙，進而影響妳的生理週期和生育能力。月經期問題（例如經血過多或月經沒來）在甲狀腺機能低下症的患者身上比甲狀腺機能亢進症的患者更為常見，所以找出生理週期問題的根本原因並且加以治療是很重要的。

─── 我現在該吃些什麼？ ───

　　妳的目標是透過食物的力量來矯正潛在的自體免疫病症。營養是支持甲狀腺機能、增強免疫系統以及修復月經不順的自然方法。妳的飲食中應該要富含天然食物，像是蔬菜、水果、豆類、扁豆、健康脂肪、Omega-3、豆莢類植物以及精瘦蛋白質。多吃富含維生素 A、C、B$_{12}$、E、鋅以及硒的食物，來支持妳的甲狀腺和生殖健康。汽水、加工食品、

糖、添加脂肪以及肉類攝取得越少越好。在決定不吃某個類別的食物之前，先做好功課，仔細研究，因為妳很可能會錯失攝取某些營養的機會！

碘

碘就像是甲狀腺的充電器，妳非常需要它。在典型的西方飲食中，我們透過食物攝取了不少的碘，而這是不可或缺的，因為人體無法自行製造碘。然而，如果妳沒有攝取足夠的含碘食物，那麼，就像妳的手機一樣，妳的甲狀腺賀爾蒙也可能會沒電。

少了甲狀腺賀爾蒙，妳就有可能罹患甲狀腺機能低下症、新陳代謝遲滯，或是甲狀腺腫大。在飲食中添加含碘食鹽或許能夠改善那些很少或沒有使用含碘食鹽女性的週期不順。如果妳不太想加鹽，可以透過像海帶、蝦、乳酪和鮪魚等食物來源來攝取碘。請務必要求妳的醫生為妳進行驗血，以確保妳體內的碘濃度是平衡的。

十字花科蔬菜

十字花科蔬菜（像是羽衣甘藍、青花菜或抱子甘藍）會釋放天然的甲狀腺腫素，這是一種討厭的化合物，可能會阻

礙甲狀腺利用碘來製造調節生理週期所需的賀爾蒙。如果妳有足夠的碘和充足的甲狀腺賀爾蒙（無論是自然生成或是來自藥物），妳就應該不會有什麼問題。此外，烹煮十字花科蔬菜（而非生吃）也能夠減輕甲狀腺腫素的效應。

對於甲狀腺賀爾蒙過低的甲狀腺機能低下症患者（以及沒有用藥物控制甲狀腺賀爾蒙的人士），生吃十字花科蔬菜可能會讓妳的甲狀腺賀爾蒙降得更低。這也是為什麼我們推薦每天食用少於 ½ 杯煮熟的十字花科蔬菜。如果妳的甲狀腺機能低下症治療（例如服藥）是有用的，而妳的甲狀腺賀爾蒙也達到平衡，妳絕對可以隨心所欲食用生的和熟的蔬菜，吃多少都沒關係。

生吃十字花科蔬菜不會直接造成甲狀腺問題，所以請勿刻意不吃這些營養價值豐富的健康之寶，以維持妳的甲狀腺健康。如果妳有所顧慮，請妳的醫生為妳檢測妳的碘，否則，妳可以任意享用清脆鮮綠的蔬菜！

大豆

這是個熱門話題沒錯。大豆可能會帶來很多甲狀腺腫素效應（和十字花科蔬菜相似），進而減少甲狀腺賀爾蒙分

泌。然而，一個針對十四項研究所進行的回顧發現，大豆蛋白質和大豆異黃酮，像是毛豆、豆腐、味噌以及豆奶，對於那些體內碘濃度充足的健康人士的甲狀腺機能幾乎是沒有影響或影響很小的。此外，研究人員相信大豆攝取不會導致體內碘濃度充足的人士罹患甲狀腺機能低下症。因此，如果妳患有甲狀腺機能低下症、想要降低罹患甲狀腺機能低下症的風險，或是妳正在服用甲狀腺藥物，在科學上並沒有充分的證據支持顯示妳必須完全避免食用含大豆的食物。如果妳有甲狀腺問題，大豆是絕對可以吃的，尤其如果妳的碘攝取充足，而妳體內的碘濃度也足夠的話。選擇優質、有機且經過最少加工的大豆產品，只要適度食用即可。

―――――――― 鈣質＋維生素 D ――――――――

鈣質是一種非常難伺候的礦物質。達到完美的鈣質平衡不僅對骨骼健康有益，而且對於減少經前症候群、週期規律，以及確保我們的生殖細胞和賀爾蒙都在使用同一個 Wi-Fi 網絡溝通，都是不可或缺的。需要這麼多個球員上場擊球才能讓鈣質保持平衡。我們來看看妳的賀爾蒙陣容吧。

- 副甲狀腺素（PTH），一種和骨骼緊密合作的甲狀腺賀爾蒙，能確保鈣質濃度足夠。
- 降血鈣素，一種調節血鈣濃度的賀爾蒙。

- 維生素 D，一種維生素，也是常被忽略的賀爾蒙，能維持血液中鈣質的濃度。

　　所有這些賀爾蒙在達到鈣質完美平衡這件事上都各司其職，對骨骼、腎臟以及腸道發揮作用。如果血液中被偵測到鈣質過低，身體就會發出警報，出現一連串的反應來做出矯正措施。副甲狀腺素會出來掌管大局，透過骨骼和腎臟再吸收來找到鈣質，並且增加腸道中鈣質的吸收。在採取這些步驟以確保鈣質平衡之後，警報就會停止，而鈣質也不再缺乏了，好險！

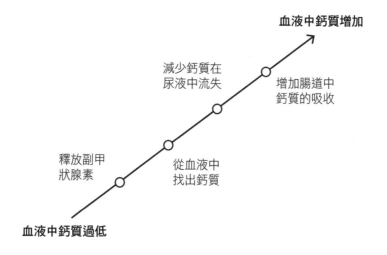

至於維生素 D，妳知道它是負責啟動並平衡甲狀腺賀爾蒙的嗎？沒有足夠的維生素 D，我們的賀爾蒙就無法成功應付難局。甲狀腺機能低下症的患者經常都是體內維生素 D 不足，而甲狀腺機能亢進症則和骨質流失有關，所以這兩種甲狀腺病症患者都必須勤快補充維生素 D！

鈣質和維生素 D 的補充對於減少經前症候群的相關症狀也可能有幫助，例如副甲狀腺素值異常人士可能出現的易怒和憂鬱。這可能需要一個強健的團隊（這點妳之前也已經學到了），但維持體內良好的鈣質和維生素 D 平衡——無論是透過食物或營養補充品——對於維護我們的生殖和甲狀腺健康都是不可或缺的。

穀胱甘肽＋硒

這個金牌組合又出動了，保護著我們的生殖和甲狀腺健康，實在值得我們關注一下。當我們攝取硒這種礦物質時，我們的身體就能夠獲得一種活力旺盛的抗氧化物，它叫做穀胱甘肽。穀胱甘肽能對抗發炎反應，而且對妳的健康非常有助益。怎麼說呢？

因為，穀胱甘肽和硒都能保護甲狀腺不受發炎反應的侵害，對於橋本氏症的患者在甲狀腺發炎時特別有幫助。但好處還不只這些。硒對甲狀腺健康也是必要的，因為它能協助

甲狀腺賀爾蒙 T4 至 T3 的轉化，這個過程能重振遲滯的甲狀腺賀爾蒙，同時也能改善橋本氏症患者的心情。除此之外，研究也顯示葛瑞夫茲病的患者在補充硒之後僅僅六個月就能改善他們的甲狀腺機能。

除了甲狀腺方面的益處外，硒也能促進培育成熟濾泡的發展，讓排卵能夠更強健。因此，如果妳有懷孕的打算，請別忘了補充這種礦物質。硒一般而言是存在於土壤中的，但由於過度耕作以及土壤中的含量越來越少，有越來越多人也出現缺乏硒的問題。因此，請把這個礦物質列在妳的待辦事項清單之首，藉由食用更多巴西豆、蛋、葵花籽、豆類、雞肉以及豬肉來攝取更多硒，或是考慮食用營養補充品。無論哪一種方法，妳的身體都會感謝妳的。

鋅

有雷慎入：鋅基本上就是那個幕後的推手。鋅掌控著許多影響我們生殖和甲狀腺健康的遙控器。如其他章節中所探討過的，我們已知鋅能夠改善月經期疼痛、降低發炎反應，甚至調節我們的生理週期。而在甲狀腺方面，缺乏鋅可能會導致甲狀腺賀爾蒙過低，損害生殖健康，並造成卵子發育不良。拜託不要這樣！

就像碘和硒一樣，鋅也能夠啟動甲狀腺賀爾蒙，而這對

於像橋本氏症這種亟需協助的病症而言是不可或缺的。事實上，補充鋅能夠提升甲狀腺賀爾蒙 T3，並成功將 T4 轉化成 T3。額外好處：當妳體內甲狀腺賀爾蒙處於平衡狀態時，食物中鋅的攝取量也會提升。因此，甲狀腺和鋅之間的關係是相互影響的。

想讓這段戀情再升溫（快點，去 IG 上宣告吧），可以多吃富含鋅的食物像是南瓜籽、牡蠣、紅肉、蛋、全穀類、蘆筍、青花菜、甲殼類像是龍蝦或蝦，以及雞肉。如果妳認為妳的鋅攝取不足，或許就應該定期在妳的飲食中添加營養補充品了。

酒精

妳可能不知道，妳的身體其實花了很大的功夫在分解那些辛辣的瑪格麗特雞尾酒和無數瓶葡萄酒。事實上，酒精代謝可以預防自體免疫疾病，像是橋本氏症。丹麥的一項大型研究發現，每週飲用約十杯葡萄酒，對於橋本氏症的發展具有保護作用。無論妳是否靠藥物在控制妳的甲狀腺，請注意，飲酒過量可能會降低有益維生素和礦物質的吸收，所以請偶爾享受一杯就好。

---------- 鐵質 ----------

鐵質是一定要的！它能幫助製造甲狀腺賀爾蒙，讓它們保持強健。橋本氏症的患者經常會出現疲勞的現象，同時也可能會有腸胃問題，因而降低鐵質吸收。再加上經期本來就會失血，雙重打擊之下，就可能讓鐵質流失更多，進而導致體內的甲狀腺賀爾蒙值墜落谷底。我的肺腑之言是，請不要忽略這個強大的礦物質！

透過動物性和植物性的來源來攝取並重建鐵質，能幫助妳打造一副鐵製的盔甲，保護妳在生理期中不因任何障礙或缺乏任何元素而受到傷害。請記住，鐵質能夠將提升能量的氧氣送往體內的每一個細胞，讓妳立刻充滿幹勁！如果妳認為妳的鐵質攝量取沒有達標，請進行驗血（例如鐵質、鐵蛋白、血紅蛋白、血球容積比、運鐵蛋白以及總鐵結合能力〔TIBC〕）以檢查是否有失衡的狀況。

鐵質和非血質鐵

維生素Ｃ和鐵質（尤其是來自植物的）就像蒂娜・費（Tina Fey）和艾米・波勒（Amy Poehler），是一對十足的好姊妹，彼此合作無間。鐵質的形式有兩種：血紅素和非血紅素。血質鐵較容易吸收，主要存在於動物性來源中，例如紅肉、牡蠣、雞肉以及豬肉。非血質鐵來

源（例如豆腐、南瓜籽、豆類、扁豆以及藜麥）則較固執，不太容易吸收。維生素C能促進非血紅素食物來源的吸收，以便讓身體能夠更容易運用它，而不會在那邊找一堆有的沒的藉口。在妳下次用餐時，請搭配維生素C（番茄、檸檬、甜椒、羽衣甘藍和青花菜）和非血紅素食物一同享用，好嗎？

———— 關於麥麩妳該知道的事 ————

橋本氏症和葛瑞夫茲症都是屬於自體免疫疾病，這種病症是妳身體的防衛機制會失常地去攻擊健康細胞。妳知道還有什麼疾病也屬於自體免疫疾病嗎？乳糜瀉。在這些患者身上，小麥中的一種叫做麥麩的物質，會在體內引起一連串的發炎反應，並造成腸胃道疼痛。想要控制這種病症，患者必須將麥麩從他們的飲食中移除，只能食用不含麥麩的食物。

除了腹部疼痛的症狀之外，乳糜瀉的患者也可能無法吸收像鐵質、鋅或維生素D這些重要的營養素，而這些營養素全都是促進健康生理週期循環所需的。這些自體免疫病症可能導致嚴重的經期問題，像是痙攣和劇痛，同時也會干擾性賀爾蒙如黃體素、睪丸素和雌激素，對經期造成負面影響。事實上，橋本氏症的患者更有可能出現月經失調（例如月經

不順、經血量多、月經沒來或是經期過短），進而可能導致受孕方面的問題。

研究人員對於橋本氏症和乳糜瀉的患者一直感到好奇。研究發現，不含麥麩的飲食或許能為患有自體免疫疾病的女性帶來臨床上的助益（例如甲狀腺賀爾蒙調節以及改善維生素 D 濃度）。簡單地說，橋本氏症的患者在停止食用麥麩後可能會感覺好很多。

如果妳患有橋本氏症（無論妳是否正在接受治療），妳或許可以試試無麥麩飲食。只要確保妳的飲食中沒有過大的營養缺口，像是 B 群維生素、鐵質、鋅以及鎂。在決定停止食用麥麩之前，請向專業人士諮詢，以便學習如何適當調整妳的飲食。幾個月後，評估妳的感受。就像那句諺語說的：（無麥麩）布丁好不好，吃了才知道。

9

停經

　　停經就是沒有月經；有可能是暫時性，也可能是永久的。由於在生理健康方面的惡名，女性經常會對此感到羞恥，因而不敢公開談論關於生理週期中遇到的麻煩，而這種臨床問題也經常沒有獲得診斷和治療。

——————— 我是怎麼罹患的？ ———————

　　各種不同的因素以及潛在的健康問題，都會影響一位女性維持或是擁有月經的能力。這種極為複雜的病症對於那些外表看起來非常健康，但生殖健康卻可能亟需關注的人士而言，或許會感到意外。在生理週期中，賀爾蒙、腺體或器官可能出現很多變化。以下是停經的可能原因：

- 長期營養不良或缺乏營養
- 運動過度
- 極度壓力和焦慮
- 避孕、避孕環、避孕後症候群

- 快速減重、自行挨餓
- 進食障礙，例如神經性厭食症、健康食品癡迷症以及酗酒厭食症
- 環境壓力或創傷
- 遺傳異常
- 腦下垂體、下視丘方面的問題
- 催乳素過多和其他賀爾蒙失調
- 多囊性卵巢症候群、卵巢功能障礙或衰竭、甲狀腺機能低下或亢進症
- 青春期延遲、哺乳或懷孕

進食障礙今與昔

健康食品癡迷症是一個新發明的名詞，意指進食者對健康食品的癡迷最終導致身體變得不健康。它的定義是執著於只吃被認為是健康、乾淨、以及純粹的食物，而且經常會因為某個人認為某種類型的食物對身體有害，而避免食用它。這在下視丘性停經（請參見第168頁）的人士身上極為常見。酗酒厭食症是另一個新創名詞，一般指大學女生把所有的熱量攝取都保留給酒精，只為了減肥，同時又能夠對酒精有更強的反應。兩種飲食模式都可能會損害生殖和生理期健康。

哪裡出問題了？

大腦的運作規則因人而異。比方說，妳的同事每次有重要報告前總是能保持冷靜從容，而妳卻早已汗流浹背，連止汗劑都救不了妳？沒錯，這個例子就說明了大腦和神經系統如何造成每個人在同樣的環境情況下會產生不同的反應。

人體的兩大神經系統，也就是交感神經系統（戰鬥或逃跑的賀爾蒙）和副交感神經系統（休息和消化）之間，應該要能和諧相處。如果它們在大腦中的地位是平等的，生理週期在壓力、運動、減重等等因素的影響之下也會毫髮無損。但對大多數人而言並非如此。我們的交感神經系統會因為緊繃的工作環境、劇烈的運動計畫、減重，甚至一陣陣精神和情緒的壓力而過度操勞。儘管這些狀況對現今而言很普遍，現代人被沉迷於飲食計畫又步伐快速的文化追著跑，但它們依然足以對我們的生殖健康造成負面的影響。

分析停經原因

停經可以分為兩類。

1. **原發性停經**，也就是當女性在十六歲時尚無月經來潮。原因有時是不詳的，而且可能很難治療。

2. **次發性停經**，這是曾經有過規律月經的女性連續三個月

錯過經期，或是生理週期不規律的女性超過六個月沒有月經來潮。原因通常可以知曉，而且可以治療。

下視丘性停經（HA）是一種次發性停經，被歸類為一種和壓力、減重或運動有關的停經。

──────── 關於下視丘性停經 ────────

在我從事營養諮詢的過程中，我見過客戶最常沒有月經的原因就是下視丘性停經，這在生育年齡女性停經的案例當中佔了超過 30%。患者經常都壓力過大、雌激素過低、胰島素過低、熱量攝取過少、有劇烈運動習慣、甲狀腺機能不全或是骨質流失。這些因素都可能會對賀爾蒙造成破壞，導致支持生理週期的那些來源產生失調，例如促濾泡激素（FSH）、黃體激素（LH）以及雌激素。下視丘性停經對於骨質疏鬆症、卵巢功能障礙也都會造成顯著影響，並讓未來的懷孕計畫變得困難。

下視丘性停經的患者缺乏大腦和卵巢之間的溝通。如果我們吃得太少、壓力太大或是太常上健身房，大腦中控制生殖和月經的部分（稱為下視丘腦垂體腎上腺軸）在下視丘性停經患者身上可能會被壓抑，因而停止發送月經期所需的賀爾蒙（性腺激素釋放速促進劑，GnRH）。人體需要足夠的能量才能製造生理週期，因此如果身體缺乏能量的話（源自

食物攝取減少或激烈運動），它就不再有足夠的動力或燃料促成月經期。

營養不良也可能導致下視丘性停經。它就像是妳的手機電池——當妳的電池一開始就已經剩不到 5% 的時候，它是無法維持一整天的。妳必須用食物來為妳的身體充電，就像妳會為妳的手機充電一樣。

我很榮幸在科羅拉多生殖醫學中心（Colorado Center for Reproductive Medicine）聽到一位紐約市的生殖內分泌學家兼生育專家潔米·諾普曼醫生（Dr. Jaime Knopman）在一場專門小組討論會上談論關於生理期以及賀爾蒙平衡方面的主題，她用了音樂的觀點來描述下視丘性停經。她解釋道，生殖系統就像一個管弦樂隊，大腦的角色就像是指揮，下令告訴每個樂器（像甲狀腺和卵巢等器官）具體該怎麼做。在下視丘性停經的方面，大腦會關閉電源，以至於樂器不再獲得任何指令，而整個交響樂團也會因此停工。

幸運的是，妳可以採取明確的行動並調整風險因素，來逆轉並預防下視丘性停經（HA）以及女性運動員常見運動關聯性三症候群。

― 女性運動員常見運動關聯性三症候群 ―

女性運動員常見運動關聯性三症候群，指的是在女孩和

女子運動員身上並存的三種特殊醫療病症：

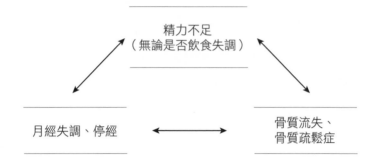

女性運動員常見運動關聯性三症候群的定義是精力不足、失去月經期或月經期不規律，以及骨質密度過低或骨質疏鬆症。

這三種風險因素特別是在女性運動員以及非運動員休閒運動者身上呈現相互關聯的狀態，這也是為什麼它呈現三角關係的原因。在這個三位一體的關係中，食物攝取過少最終會妨害生殖和骨骼健康。女性運動員常見的運動關聯性三症候群，在那些注重瘦身、重量級別、耐力或是身材，例如芭蕾、花式溜冰、體操、划船以及跑步等體育項目的運動員身上特別普遍。壓力性骨折、外傷以及營養不足對這群人而言十分常見。

女性運動員常見運動關聯性三症候群的最佳處理方法，就是及早發現與預防。治療的首要目標是增加妳的食物攝取並限制運動能量消耗，來幫助恢復生理期並改善骨骼礦物質

密度。體檢是很重要的，因為它能夠篩檢徵兆和症狀，並有助於發現體重、心情、骨折、外傷的改變，或是運動表現的衰退。運動員和教練之間擁有公開的溝通管道是關鍵。

下方的建議主要是針對次發性停經、下視丘性停經，以及女性運動員常見運動關聯性三症候群，因為它們彼此之間有著緊密的關聯。（請參見第 168 頁。）

─────── 我怎麼知道我停經了？ ───────

可惜在這方面並沒有專門的檢測，朋友們。這裡所使用的是「排除診斷法」，意思是醫生會排除其他可能干擾生理週期的病症。進行體檢，並且和妳的醫生討論妳的醫療、月經、體重以及家族史是非常重要的。妳也可能會接受賀爾蒙檢測、骨盆檢查以及超音波。藉由緩解並治療可能的潛在原因，或許就能揭露影響妳生理週期的真正異常因素。

請注意：在釐清停經原因時，請記得，身體質量指數（BMI）和停經並非互相排斥的。擁有健康的身體質量指數依然有可能出現停經，而身體質量指數過低或體重過輕並不一定會引起停經，身體質量指數過低或過高的人士依然有可能會月經來潮。減去 4.5 公斤體重可能會讓月經停止，所以不要太糾結於身體質量指數的數字，因為它並不是顯示健康狀態的最佳指標。由於每個人的身體狀況都不同（有些人需

要較多能量，有些人的需求則較低），所以我要善意提醒一下，請不要拿自己和他人比較，把焦點重新放在妳個人體重的歷史和增減變化上。

─────── 我現在該怎麼辦？ ───────

雖然沒有神奇的萬能療方，但養成新習慣例如降低壓力、減少運動量以及增加食量來平衡飲食中的營養（或者如果妳最近體重減輕的話，請增重），都能有助於讓妳的生理週期恢復。這不是精確的科學，世界上沒有任何兩個人的身體是百分之百相同的，但我們知道這些行為上的調整能夠帶來巨大的轉變！

小提醒：我是個健康醫療服務提供者，但我不是妳專屬的健康醫療服務提供者。妳不應該因為我的建議而不去找妳自己的健康醫療服務提供者，獲得適切的診斷，並且遵循他們所推薦的治療方案。

─────── 停經的管理 ───────

❖ 提高過低的瘦體素

脂肪在策畫妳的生理週期中是不可或缺的。瘦體素，一種來自脂肪組織的賀爾蒙，基本上能夠刺激生殖賀爾蒙（促

濾泡激素和黃體激素）為妳的生理週期提供動力，使其發揮作用。然而，患有下視丘性停經的女性體內的瘦體素值通常過低，特別是如果她們刻意在飲食中戒除脂肪的話。瘦體素不足可能會讓妳失去月經，因為妳的身體不再能夠分泌必需的生殖賀爾蒙。

事實上，生食飲食（定義為只食用水果和蔬菜）造成70%的女性出現月經失調的狀況。這顯示了人體需要的不只是水果和蔬菜，才能夠讓月經來潮。在研究中，當女性逆轉過低的瘦體素值時，就能讓她們恢復生理週期，並且增加排卵超過50%以上。在六個月後，每天多攝取360卡導致體重增加1.6公斤，能恢復因運動造成停經女性的月經和排卵。這證實了脂肪對於組成賀爾蒙、促進排卵，以及為生理週期充電都是不可或缺的。

因此，請增加妳的食物和熱量攝取來促進瘦體素分泌。在每一餐多吃一些健康脂肪，並且將妳一般的食量增加兩倍或三倍，以便在體內建構更多瘦體素。多吃整顆的酪梨、在餐點上淋更多橄欖油、添加草飼澄清奶油（ghee）或奶油在妳的炒蛋中、吃健康的堅果和種籽當零嘴，並養成少量多餐的習慣。

❖ 增加體重

多吃和增加體重（尤其如果妳最近曾經體重減輕）是

治療下視丘性停經強而有效的策略。從下視丘性停經康復的女性在體重方面出現增加的趨勢，而未康復的女性體重則出現下降或維持不變。請記住，雖然下視丘性停經在身體質量指數 20 或更低的女性身上很常見，但大幅度的減重（4.5 公斤或以上）也可能會誘發下視丘性停經，即使最終的體重依然被認為是「正常」或「過重」的身體質量指數。我必須重申，每個人都不同，所以在下視丘性停經方面，請務必將妳個人的體重歷史作為參考因素。

身體質量指數（BMI）	判定
<18.5	過輕
18.5 ～ 24.9	正常體重
25 ～ 29.9	過重
>30.0	肥胖

備註：計算身體質量指數的方法很簡單，美國疾病管制與預防中心（CDC）、美國國家衛生院（NIH），以及梅約診所（Mayo Clinic）的網站上都有 BMI 計算器。或者，妳也可以在手機上下載 BMI 計算器的 APP。

❖ 少吃高纖

　　下視丘性停經的女性患者有一個常見的特徵，就是食用低熱量和高纖的飲食。研究發現，遵守高纖飲食的女性較容易罹患下視丘性停經，雌激素值也較低。一個可能的解釋是，下視丘性停經患者的身體非常努力地想要提高雌激素。身體想要找到一個雌激素的折衷數值，不太高也不太低。纖

維就像掃把，會將雌激素掃出體外，因此可能會讓雌激素值變得過低。所以，如果妳攝取過多纖維，雌激素就會無法恢復到適當的數值。這是很不好的！

除了雌激素外，纖維也經證實能夠降低黃體激素（LH）和促濾泡激素（FSH），而這可能會阻礙月經來潮。研究顯示，每增加五公克的纖維攝取，就和經期無排卵（也就是女性不會釋放卵子）之間有強烈的關係，進而可能導致下一次週期大量出血，並妨礙生育能力。低賀爾蒙濃度也和纖維攝取量較多有關，會導致更多無排卵的週期，而這也是不孕的一大風險因素。

纖維（可溶性和非可溶性）會讓妳產生飽足感，一般來說是好事，但對於下視丘性停經的患者而言，它可能會壓抑妳的食慾太久，進而對妳的生理週期造成負面影響。直到妳的月經恢復之前，請多選擇非可溶性纖維而不是可溶性纖維（請參見第 180 ～ 181 頁的食物表），並且讓妳的纖維攝取維持在每天 20 公克以下。

❖ 避免食用大豆

在一項系統性回顧和整合分析中，異黃酮和大豆蛋白質（例如豆腐、天貝、毛豆）都沒有影響雌激素值，但卻降低了停經前期女性的促濾泡激素（FSH）和黃體激素（LH），這表示食用異黃酮和大豆可能會讓這些重要賀爾蒙變得更

少。為了避免讓促濾泡激素（FSH）和黃體激素（LH）降得更低，最好不要食用過多富含異黃酮的大豆類食品，像是黃豆、豆腐以及毛豆。

❖ 存骨本

維生素 D 能讓生殖賀爾蒙維持在良好狀態，對於骨骼健康也是不可或缺的。維持良好的骨骼健康，對於停經和女性運動員常見運動關聯性三症候群是關鍵。女性運動員當中骨骼礦物質密度過低佔了 22% 至 50%，相較之下平均人口才佔 2% 至 12%。如果運動員又不吃某些食物類（例如乳製品或脂肪）或是一般而言食量過少，她們的飲食中就可能會出現龐大的營養缺口，例如維生素 D 和鈣質過低。骨量減少和骨質疏鬆症兩種病症都和骨質變少有關，也是停經和女性運動員常見運動關聯性三症候群的長期併發症。此外，患有下視丘性停經的人士也更容易出現骨骼脆弱的問題，而骨骼健康受到損害可能會提高壓力性骨折和骨質疏鬆症的風險。

❖ 保護妳的心臟

研究證實冠心病（CAD）和次發性停經之間有顯著的關聯。運動性停經的女性患者比健康女性更容易出現壞膽固醇（LDL）、三酸甘油酯、糖尿病以及膽固醇過高。想要透過

食物來保護妳的心臟，請攝取有益心臟健康的食物，像是全穀類、酪梨、扁豆、地瓜、蘑菇、橄欖油，以及富含抗氧化物的食物像是核桃和葵花籽。在每一餐中攝取蛋白質、健康脂肪以及碳水化合物的均衡飲食，來預防血糖飆高驟降的問題。

❖ 緩和妳的健身計畫

女士們，暫時別上健身房了。劇烈運動可能會造成月經期更長、停經以及無排卵的月經，而適度運動則會為健康帶來更有效益的成果。積極鍛鍊在心理上可能帶來更大的焦慮和壓力。妳的目標是減少目前所從事的任何體能活動，無論是完全停止或是稍減，進而恢復妳的生理週期。運動員們，請和妳們的教練一同找出切實際的行動方案，來幫助妳減少體能活動但又不至於危及妳的職業生涯。

❖ 壓力不再

壓力是下視丘性停經發展的一大主因。在研究中，壓力賀爾蒙皮質醇在瘦體素過低的女性身上較高，這是下視丘性停經和女性運動員常見運動關聯性三症候群患者身上常見的特徵。事實上，停經運動者比正常月經來潮運動者的皮質醇更高。降低壓力是關鍵，因為在評量下視丘性停經患者的康

復時發現，那些不再患有下視丘性停經的人士身上出現的一個普遍因素就是皮質醇值較低。除了學習降低壓力技巧像是靜思冥想和深呼吸，富含 Omega-3 的食物例如魚類、堅果，以及亞麻籽也經證實能減輕憂鬱、焦慮和壓力。研究顯示，運動員或許最能從這類食物中獲益。

❖ 請考慮進行心理治療

　　進食失調或進食障礙，經常出現在女性運動員常見運動關聯性三症候群或下視丘性停經的患者身上，對身心都會造成影響。這種心理病症經常會伴隨憂鬱、焦慮、強迫症（OCD）、自卑以及強烈想要變瘦的慾望。在研究中，進食失調女性的死亡率較高，尤其是厭食症患者。和健康研究對象相比，下視丘性停經患者中也出現更多憂鬱症、更多焦慮以及性方面的問題。

　　克服拒絕接受的心態並且尋求協助是一個好的開始。請考慮和一位心理治療師或心理健康專家（例如心理學家、心理醫師、臨床社工或是心理健康諮商師）合作，他們在執業的過程中會使用認知行為療法（CBT）來找出並應對潛在的情緒症狀，以改善生活品質。認知行為療法（CBT）是一種談心療法，能幫助患者了解那些影響行為的思緒和感覺，經證實對下視丘性停經是一種有效的治療

方式。請去找互助協會或社群團體；或許只需要用 # 主題標籤搜尋就能找到屬於妳的社群團體。可以在推特或 IG 上搜尋 #hypothalamicamenorrhea、#EDrecoveryispossible、#amenorrhearecovery。兩本必讀的書籍包括妮可拉·瑞納迪（Nicola J. Rinaldi）博士所著的《生理期沒來，怎麼辦？》（*No Period. Now What?*）以及夏蓮·弗萊尼根（Shalane Flanagan）和艾莉絲·科佩姬（Elyse Kopecky）所著的《快跑。快煮。慢食。》（*Run Fast. Cook Fast. Eat Slow*）。

如果妳或者有認識的人想要了解治療方案選擇，請聯絡全國進食障礙協會（NEDA）。全國心理疾病聯盟（NAMI）也是很好的資源。

❖ 可溶性和非可溶性纖維食物範例

為了幫助妳區分，我列舉了一些常見食物，並且根據它們的纖維組成進行區分。打了星號的食物是同時含有可溶性和非可溶性纖維的。食物排名不分先後。

食物	可溶性纖維範例	非可溶性纖維範例
水果	蘋果 杏桃 * 酪梨 香蕉 黑莓 柑橘類水果 奇異果 黑棗	杏桃 * 藍莓 無花果 梨子 覆盆子莓 草莓
蔬菜	朝鮮薊 蘆筍 青花菜 * 抱子甘藍 * 高麗菜 胡蘿蔔 * 豌豆 秋葵 馬鈴薯 * 瓜類 地瓜 * 櫛瓜	甜菜根 青花菜 * 抱子甘藍 * 胡蘿蔔 * 玉米 四季豆 煮熟的羽衣甘藍 馬鈴薯 * 瓜類 地瓜 * 番茄 歐洲蘿蔔
穀物類	大麥 糙米 小米 燕麥麩 燕麥 * 爆米花 麥麩 * 小麥胚芽 *	燕麥 * 藜麥 麥麩 * 小麥胚芽 *
堅果	巴西豆 花生 *	杏仁 花生 * 核桃

食物	可溶性纖維範例	非可溶性纖維範例
種籽	奇亞籽 亞麻籽 * 南瓜籽	亞麻籽 * 芝麻 葵花籽
其他	菊苣 車前草 豆腐	
豆類	黑豆 黑眼豌豆 毛豆 腰豆 * 海軍豆 斑豆 白豆	鷹嘴豆 腰豆 * 扁豆 皇帝豆 去皮裂開的乾豌豆

* 代表同時是可溶性和非可溶性纖維

10

提高生育力

前面的那些章節（多囊性卵巢症候群、停經、甲狀腺機能失調、子宮內膜異位症）有什麼共同點呢？沒錯，它們全都會對生育力造成深遠的影響。無論妳是有懷孕的打算，還是想要學習如何調養好身體，為將來成功懷孕做準備，本章就是為妳而寫的！攝取最佳營養對於所有生育年齡的女性而言至關重要，即使懷孕還不在妳的待辦清單上。事實上，每八對伴侶當中就有一對有生育方面的問題，因此盡早開始吃對生育狀態更友善的食物才是王道。

在我提供的營養諮詢服務中，有很大的一部分是著重在食物如何能夠在生育力方面為女性提供支持。我見證過營養對生育力的幫助；客戶只要在飲食和生活方式上做一些基本的微調，就能夠很快懷孕。事實上，飲食和生活方式的調整經證實能夠提高生育力達幾乎 70%。話雖如此，我也遇過客戶在營養方面該做的都做了，卻依然無法自然受孕。請記住，營養只是複雜的生育難題中的一個環節。

小提醒：如果妳遵循這些建議，並不表示妳就一定會懷孕；而如果妳不遵循我的提示，也不表示妳就不會懷孕。如果妳有懷孕的打算，妳只要知道良好的飲食習慣能幫助妳提升妳的生育能力。

為提高生育力而吃

在每個生理週期中，身體都會持續仰賴主要營養素和微量營養素的完美組合，以允許健康的胚胎發育和可能發生的受精。像鋅、維生素 D 和鐵這些營養素，都有能力可以開啟或關閉妳生殖系統中的賀爾蒙及代謝途徑，來迎接排卵和可能的懷孕。

食物是允許身體受孕的關鍵。每一餐都是打理好妳的營養以便支持受孕的機會。單是某一種食物是不會讓妳在一夜間懷孕的（請勿相信那些做出這種虛假承諾的公司），但少數幾種富含營養的食物卻能增加妳受孕的機會。我會教妳哪些有益受孕的營養素是妳應該在飲食清單中複製＋貼上，哪些又是妳應該從飲食中刪除的，因為它們可能會從中搞亂妳的生育力。廢話不多說……

❖ 多吃促進生育力的食物

單元不飽和脂肪、Omega-3 脂肪酸、蔬菜、來自植物和

營養補充品的鐵質、低升糖指數的食物，以及全脂或高脂肪含量的乳製品，經證實都能降低排卵障礙不孕的風險（請參見第 186 頁）。堅持健康的飲食計畫，以攝取海鮮、禽類、全穀類、水果和蔬菜為主，經證實都能對女性的生育力有助益。這些飲食建議和地中海式飲食很相似，而根據《美國新聞與世界報導》（*U.S. News and World Report*），這也是2019 年最受歡迎的飲食方式。如果妳想多了解關於地中海式飲食，請參見第 33 頁。

飲食、生育力與科學

目前最大、為期最長的一項研究追蹤了 18,000 位沒有不孕病史但嘗試或已成功懷孕的護士長達八年，並觀察她們的飲食習慣。哈佛公共衛生學院廣受尊崇的荷西・查伐洛醫生（Dr. Jorge Chavarro）和華特・威列特醫生（Dr. Walter Willett）匯集了營養關係方面的資訊，並根據他們的研究結果撰寫了《生育力飲食》（*The Fertility Diet*）。去年，查伐洛醫生及其同事針對所有關於營養及生育力的文獻和研究進行了一次回顧，進一步剖析了營養和生育力之間的關係，以辨識出幾種明顯能夠提升生育力的飲食模式。我的飲食建議是以上述提及的專業飲食模式與營養關係為依據（請勿與因果關係混為一談），而非來自其他小型、較不全面或是較早期的研究。

近期研究顯示，對於那些接受體外人工受孕（IVF）的人士而言，攝取富含維生素 B_{12}、維生素 D、乳製品、大豆、海鮮而非肉類、殺蟲劑含量低的農產品，以及葉酸營養補充品，經證實和地中海式飲食相比，能夠在生育力方面提供更好的結果。

> ### 排卵障礙不孕是什麼？
>
> 排卵障礙不孕，又稱為排卵性不孕，是不孕症的一大主因。排卵的過程，也就是釋放卵子的過程，可能出現不規律或未發生的現象，以至於無法達到懷孕的目的。

❖ 攝取更多海鮮

多吃海鮮吧！在每個生理週期當中食用八份或以上的海鮮，經證實能夠更快成功懷孕。

❖ 攝取更多全脂或高脂肪的乳製品

高脂肪（或全脂）的乳製品就是王道。研究顯示，每天攝取一份或以上高脂肪乳製品食物的女性，不孕的機率減少了 27%。食用較多低脂乳製品的女性有較高的不孕風險。簡單地說，攝取更多高脂乳製品，就能提高生育力。

❖ 降低風險

大量攝取飽和脂肪、紅肉、反式脂肪、糖、精緻碳水化合物、汽水、身體質量指數少於 20、身體質量指數大於 30，以及體能活動量不足，都和低生育力有關。供妳參考一下，每週食用速食四次以上的女性和那些不吃速食的女性相比，要花更長時間才能成功懷孕。

❖ 攝取更多植物性食品

壓力、環境污染物、睡眠不足、節食過度，以及過多的咖啡因和酒精攝取，都可能導致促進最佳生育力的維生素、礦物質以及抗氧化物流失。不過不用擔心，因為多攝取植物性飲食能幫助妳重建體內這些營養建構的基本要件。對於那些想要懷孕的女性而言，應該要多攝取植物性蛋白質。在研究中發現，攝取大量動物性蛋白質導致排卵性不孕的機率增加了 32%。用植物性來源，像是堅果、種籽、四季豆以及毛豆來取代動物性來源的蛋白質，尤其是紅肉，就可能降低排卵性不孕的風險並且預防不孕。多吃植物性蛋白質，罹患排卵性不孕的風險就可能降低超過 50% 以上。

在妳的下一餐中多攝取植物性蛋白質吧，像是鷹嘴豆、扁豆、藜麥，甚至是朝鮮薊。妳也可以透過堅果和種籽攝取蛋白質，例如巴西豆、芝麻、核桃以及葵花籽。這些食物不

僅能夠滿足妳的蛋白質攝取，同時也富含能有助提升卵子品質的營養素，像是鋅、鎂和硒。

深綠色葉菜類和其他營養豐富的植物性食物像是蘑菇、茄子、羽衣甘藍和花椰菜也都是妳的好朋友。要知道，顏色越深越鮮豔，營養就越豐富！蘆筍、青花菜和羽衣甘藍這類蔬菜也含有抗氧化物 MVP 穀胱甘肽，能提升卵子品質。總之遵循以下這個經驗法則就對了：妳餐盤上應該要有一半的食物都是蔬菜。

❖ 攝取足量的維生素 D

維生素 D 就像是個星媽。正如星媽對童星的成功過程有著重大影響，維生素 D 在生殖系統的成功過程中也同樣功不可沒。維生素 D 對於健康卵子的發育影響非常大，同時也有助於啟動生殖賀爾蒙。維生素 D 的補充也對於改善體外人工受孕有幫助，讓成功受孕機率提高至四倍。請務必每天攝取足量的維生素 D（包括來自食物以及營養補充品）。

❖ 葉酸＋肌肉肌醇

對於多囊性卵巢症候群的患者而言，有些組合成分比單獨攝取來得更好，就像 HGTV 的裝修實境秀《Fixer Upper》中的主持人奇普和喬安娜·更斯一樣。這對夫妻檔展現了他

們個人的專長能力：奇普是位包工，負責重新設計房屋的架構，而喬安娜則是室內設計師。喬安娜懂得裝潢和設計平面圖，但沒有奇普的話，房屋的水管、電線等都依然是老舊的。重點是，他們必須合作，才能達到最佳的效果。

總而言之，對於多囊性卵巢症候群的患者而言，葉酸和肌肉肌醇（請參見第 130 頁）的補充組合對於促進有生育力問題女性的排卵治療非常有效。這兩種營養補充品（每天兩次 2,000 毫克的肌肉肌醇和兩次 200 微克的葉酸）經證實是多囊性卵巢症候群患者恢復排卵、管理症狀及改善不孕的一種安全又潛力無窮的工具。

肌醇：又稱為維生素 B_8，肌醇其實是一種自然產生的糖，存在於蕎麥、豆類、堅果以及柑橘類水果等食物中。在研究中經常使用的是兩種形式的肌醇，肌肉肌醇（MI）和手性肌醇（DI）。肌醇存在於食物中，而 MI 和 DI 則只存在於營養補充品中。研究建議這些營養補充品或能有助於改善排卵，因為它們能幫助細胞對胰島素敏感化並調節胰島素，而這對於排卵過程是不可或缺的。

天然葉酸（FOLATE）：亦稱為維生素 B_9，葉酸能有助於製造新的健康紅血球，DNA ／ RNA，並且對於預防先天性缺陷像是脊柱裂這種神經管發育缺陷極有幫助。它存在於天然食物中，例如柳橙、蛋、甜菜根、酪梨以及蘆筍。

合成葉酸（FOLIC ACID）：這是一種使用在維他命營

養品和營養強化食品像是穀物片、牛奶以及柳橙汁中的合成形式的葉酸。懷孕前的飲食中最好能有充足的葉酸；然而，如果飲食攝取不足，應該額外服用含有 800 微克葉酸的孕婦維他命。這是因為神經管在很多女性尚未察覺她們懷孕之前就已經形成了。

❖ 所以……脂肪對生育力有益嗎？

不飽和脂肪和 Omega-3 脂肪酸（例如核桃、南瓜籽、亞麻籽、酪梨）對於幫助強化生育力都是不可或缺的。這些脂肪能啟動和排卵相關的賀爾蒙。事實上，一項針對五百對男女所進行的研究發現，那些飲食中攝取較多來自木酚素脂肪來源的人士，能夠在較短的時間內懷孕成功。

飲食中攝取較多反式脂肪也和不孕風險較高有關，而食用反式脂肪而非碳水化合物會讓生育力問題增加 73%。幸運的是，我們都可以鬆一口氣了，因為美國食品藥物管理局已經在 2018 年 6 月正式禁止反式脂肪和部分氫化油（人工反式脂肪的主要來源）添加在食品中。然而，美國食品藥物管理局已將寬限期延長到 2020 年 1 月，以便協助一些製造商能夠在這段過渡期讓他們的產品上市。所以在這裡友善地提醒一下，請務必閱讀食品標示，因為部分氫化油依然可能隱藏在製造和包裝食品當中，像是烘焙食品、油炸食品，以及植物性人造奶油。

除了反式脂肪之外，飽和脂肪的攝取和單元不飽和或多元不飽和脂肪攝取相較之下越多，排卵問題的風險就越大。該在妳家的廚房中多添購一些奇亞籽、大麻籽、南瓜籽，以及健康的不飽和油像是核桃、酪梨、橄欖或亞麻油了吧？

❖ 攝取鐵質

豆類、扁豆、菠菜，我的天哪！多吃富含鐵質的植物性食物來促提升生育力真是個好主意。富含鐵質的飲食，尤其是來自植物性來源像是藜麥、腰果和南瓜籽，能降低排卵性不孕的風險。此外，在補充鐵質的同時搭配富含鐵質的植物性蛋白質能減少 40% 的生殖障礙，像是排卵性不孕。2019 年《營養期刊》（*Journal of Nutrition*）發現來自肉類的血質鐵，對於女性花多少時間才能受孕成功沒有影響。存在於蔬菜和營養素中的非血質鐵，對於那些因為經血量較大而較容易缺鐵、生理期較短，或過去曾生育過的女性而言，能夠稍微增加懷孕的機會。

所以下回妳在準備餐盤的時候，請務必多裝一些富含非血質鐵的鐵質食物，像是毛豆、鷹嘴豆以及豌豆，同時別忘了吃妳的鐵質營養補充品，尤其如果妳缺鐵的話！

❖ 別忘了綜合維他命

　　每天食用綜合維他命的女性不孕的機率減少了 41%。含有足量 B 群維生素（尤其是 B_{12} 和葉酸）、鐵質，以及 Omega-3 的維他命經證實對生育力能帶來正面影響，同時能降低罹患排卵性不孕的風險。在妳的飲食中多方攝取營養素依然是很重要的，如此一來妳才不會錯失和生育力有關的重要營養素，像是鋅和維生素 D。優質食物比優質的營養補充品更重要，所以如果妳不想花大錢購買有機、昂貴的上等維他命品牌也無所謂。請選擇一個容易購買、在妳的腸胃中好消化、不會讓妳荷包失血，還有最重要的，讓妳每天記得吃的維他命！根據研究顯示，如果女性每週攝取三次或以上的綜合維他命，就能預防 20% 的排卵性不孕，所以小姐們，千萬別忘了！

維生素 C 和鐵質

妳或許記得在其他章節中讀到過，但還是值得重述一遍。植物性來源的鐵質（又稱為非血質）是很頑固的，而且很難讓妳的身體吸收。當妳吃下一餐時，請添加一些維生素 C 在妳的植物性蛋白質中（例如擠一點梅爾檸檬、起泡的青椒、烤焦的青花菜或是烤得鬆軟的地瓜）來幫助妳的身體分解並促進非血質鐵的吸收。相信我，妳的身體不但會覺得美味，同時也會感謝妳的。

❖ 接納大豆

沒有必要害怕大豆！研究人員發現食用大豆和生育力較差並沒有關聯。事實上，攝取大量大豆和大豆營養補充品對於正在接受生育力治療的女性顯然能帶來有益的影響。

——————— 液體效應 ———————

❖ 咖啡＋咖啡因

研究顯示，喝咖啡者並沒有比不喝咖啡的女性更容易或更難有懷孕的困難，所有沒有必要戒咖啡。即使是正在接受生育力治療配合輔助生殖技術（ART）的男女，來自 2019 年 7 月的最新研究發現，咖啡對於生育力成功與否並沒有影響。一般而言，咖啡因可以適量攝取，而不會對生育力造成負面影響。事實上，咖啡因攝取經證實和不規則排卵的發生頻率較少有關，同時在缺乏排卵的健康女性身上不孕的風險也較低。所以別擔心，妳還是可以啜飲含咖啡因的綠茶和義式濃縮咖啡，還有妳最愛喝的抹茶拿鐵！

❖ 酒精

是的，在懷孕之前，適量飲酒是可以的！每天一杯並不會對生育力造成負面影響。此外，那些每天飲酒一杯的人士

和那些不喝酒的人相比，不孕的機率也不會比較高。這點或許很令人意外，但特定種類的酒精並不會阻礙生育率，無論是葡萄酒、啤酒或烈酒。酒精，就像咖啡因一樣，對生育力的正面或負面影響都不大。

❖ 汽水

雖然咖啡、健怡汽水、茶、果汁以及酒精似乎對生育力都沒有影響，一天飲用兩杯或以上含咖啡因汽水的女性，比每週飲用少於一杯含咖啡因汽水的女性罹患排卵性不孕的機率高出 50%。近期研究同時也指出飲用含糖的甜味飲料（尤其是汽水和能量飲料）和較低的生育率有關。

———— 有機蔬果最好 ————

為了將殺蟲劑這類賀爾蒙和內分泌干擾物的暴露減至最低，請盡可能食用有機蔬果。低殺蟲劑殘留的蔬果和高殺蟲劑殘留的蔬果相比，經證實前者對於正在接受體外人工受孕的女性能帶來較有利的結果。妳會希望那些營養的蔬果和妳的賀爾蒙攜手合作，而非造成干擾！

環境工作組織（EWG），一個致力於保護人類健康和環境的非營利組織，每天都會列出「12 種骯髒蔬果清單」和「15 種乾淨蔬果清單」來告訴消費者哪些蔬果是他們應該盡

量購買有機的。（請參見第 146 頁）。

———————— 廚房小建議 ————————

- **盡可能避免雙酚 A（BPA）**。雙酚 A 是一種存在於塑膠瓶、食物儲藏容器，以及某些罐頭食品中的有害化學物質，它可能是一種賀爾蒙干擾素。請使用不含 BPA 的產品，避免食用或飲用來自 3 號或 7 號回收標誌的產品，並且購買水壺。我最愛的水壺品牌包括 Healthy Human、BKR、Swell 和 Welly。

- **前往當地的農夫市場**。購買售價較低廉、季節性的有機蔬果，並且支持當地的農夫、農業和經濟。

- **用低溫烹調食物**。高溫烹調食物會更容易產生發炎化合物，例如糖化終產物（AGE）。糖化終產物經常會在體內堆積，並且和多囊性卵巢症候群相關的不孕、排卵功能障礙以及胰島素阻抗有關。減少糖化終產物的暴露，方法就是少烤肉、用低溫烹調食物，以及事先用酸性物質像是檸檬汁、萊姆汁或醋來醃製蛋白質。如果妳需要用高溫烹調食物，請選擇能夠耐高溫的油品，像是椰子、葡萄籽以及酪梨油，並且少量使用。

維持健康體重

　　許多不孕的案例都和體重問題脫不了關係。根據美國生殖醫學學會（ASRM）指出，超過 70% 有體重相關不孕問題的女性，如果她們能夠將體重減至健康值的話，無需接受生育力治療就可以成功懷孕。研究人員發現，那些身體質量指數（BMI）在 20 以下或 24 以上的人士罹患排卵性不孕的風險較高，所以找到一個平衡點是很重要的。體重過重和過輕的女性都有出現賀爾蒙失調的風險，進而可能對週期造成負面影響，並且最終可能影響卵子的品質。在研究中，減重或增重來達到正常 BMI 值不僅能夠增加懷孕機率，同時也能減少妊娠併發症。

　　小提醒：前面已經討論過，BMI 可能不是衡量整體健康的最佳指標。然而，研究人員利用 BMI 來將研究中的受試者進行分類。為了更加了解自己除了 BMI 之外的健康狀況，建議妳對肌肉量、體脂肪、遺傳以及家族體重史進行評估。

拿出妳的偵探精神

如果妳的體重一直都沒有變化，請務必進一步徹底了解一下為什麼自己難以減重或增重，並請妳的醫生排除多囊性卵巢症候群、甲狀腺問題以及子宮內膜異位症，並且再次檢查妳的賀爾蒙數值。請務必告知關於壓力、睡

眠、工作／生活平衡以及家庭或感情方面的問題。這些
狀況都可能會影響妳的體重以及妳的生育能力。

❖ 體重過重

　　過重或肥胖的女性體內有較多瘦體素，也就是儲存性賀
爾蒙的脂肪細胞。所以，脂肪細胞越多，性賀爾蒙就越多。
因此，妳可能更容易出現胰島素、雌激素、睪丸素以及促濾
泡激素（FSH）和黃體激素（LH）失調，而這些都是促成正
常卵子發育和成功排卵背後的推動力。

　　肥胖是造成無排卵性不孕的主因。肥胖的女性每增加一
個 BMI 單位，不孕的機率就會增加 4%。較不頻繁的生理期
和無排卵的週期在肥胖的女性身上也較常見。

❖ 體重過輕

　　BMI 值低於正常也可能會阻礙排卵和健康的週期。此
外，瘦體素過低可能會對賀爾蒙的分泌造成負面影響，進而
阻礙排卵。（請參見「停經」中的詳盡探討。）食用更多脂
肪和增重或許能夠有助於刺激排卵、增進生育力，並且適切
地讓身體準備好能夠健康懷孕。

體重過重的女性若能減去 5% 至 10% 的體重，以及體重過輕的女性增加幾公斤的體重，都能大幅改善她們受孕的機會。好消息是，朝著正確的方向邁進那一小步，就能大大改善妳成功懷孕的機會。

———— 計畫生育的妳最好這樣做 ————

1. 少吃反式脂肪，少吃飽和脂肪，多吃單元和多元性不飽和脂肪像是腰果、橄欖、花生醬、胡桃、榛果、酪梨。

2. 將促進排卵的不飽和脂肪例如橄欖油、松子以及杏仁，和慢消化的碳水化合物例如野生米、糙米、小麥漿果和扁豆進行搭配。

3. 在每餐中食用植物性蛋白質，例如堅果、種籽、綠豌豆、扁豆以及豆類。

4. 每個月食用八份或以上的海鮮，尤其是富含 Omega-3 的魚類，像是鮭魚、鱒魚以及沙丁魚。

5. 多吃富含 Omega-3 的食物保護自己，像是核桃、奇亞籽、亞麻籽以及 Omega-3 營養強化的蛋。

6. 每天改食用全脂乳製品來取代脫脂或低脂乳製品。沒錯，這表示妳可以吃真正的乳酪和喝全脂牛奶！

7. 每週食用一至兩次有機和草飼的紅肉。

8. 改吃豆製的義大利麵和全穀類碳水化合物，例如 Farro

小麥、燕麥和糙米，來取代精緻澱粉和馬鈴薯。

9. 每天吃五杯蔬菜和三杯水果，特別是那些富含維生素 A、C 和 E 的蔬果，以幫助補充抗氧化物。

10. 多吃富含鐵質和葉酸的食物，像是菠菜、扁豆、地瓜，以及柳橙。

11. 適量攝取茶、咖啡、大豆，以及酒精。

12. 每晚至少睡滿七至八小時。

13. 讓 BMI 保持在健康範圍。

14. 如果妳有吸菸的習慣，請戒除！

15. 運動方面，請選擇中高強度的活動，每週至少從事四天，每次 30 至 60 分鐘。

16. 食用含有鐵質、葉酸、維生素 D、鈣質，以及 Omega-3 脂肪酸的綜合維他命。

維生素＋礦物質生育力營養素清單

維生素／礦物質	量	最佳來源
鈣質 碳酸鈣是推薦的形式 綜合維他命中或許不含鈣質，可能需要另外補充	1,000 毫克	菠菜、黑眼豌豆、即食穀物片、甘藍、沙丁魚、大豆、白豆、新鮮或罐頭鮭魚、羽衣甘藍、豆腐、焗豆
維生素 D 維生素 D_3，膽鈣化醇，是推薦的形式 另外補充這種營養補充品，標準的綜合維他命中只含～ 400IU 的維生素 D	1,000IU	營養強化的早餐穀物片、蛋黃、牛奶、乳酪、優格、蘑菇、鮭魚、營養強化的替代奶（杏仁、大豆、燕麥、腰果）
鐵質 硫酸亞鐵是推薦的形式 另外補充這種營養補充品，標準的綜合維他命中只含 <40 毫克的鐵質 請盡量選擇非血質鐵的來源	40 至 80 毫克	非血質鐵： 營養強化的早餐穀物片、南瓜籽、黃豆、果乾，煮熟的菠菜、紅腰豆、皇帝豆、營養強化米，烤熟的腰果 血質鐵： 紅肉、禽類、魚類
葉酸 L- 甲基葉酸（5-MTHF），是推薦的形式 另外補充這種營養補充品，標準的綜合維他命中一般只含 400 微克，來預防神經管缺陷，但研究顯示，增加建議攝取量能有益於改善排卵＋受孕	700 至 800 微克	營養強化早餐穀物片、白米、義大利麵、鷹嘴豆、柑橘、中東口袋麵包、柳橙汁，煮熟的扁豆、菠菜、蘆筍

維生素／礦物質	量	最佳來源
輔酶 Q10 一種抗氧化物，能保護生殖系統	400 毫克	富含脂肪的魚類像是鮭魚、鯡魚、沙丁魚和鯖魚，菠菜、草莓、內臟、豬肉、牛肉、雞肉
Omega-3 脂肪酸 DHA 和 EPA 都是推薦的可吸收形式	1,200 毫克	亞麻籽、富含 Omega-3 的蛋、鮭魚、鱒魚、沙丁魚、核桃
綜合維他命	可能的話請購買孕婦維他命（即使在懷孕之前）	SmartyPants New Chapter Pure Synergy Rainbow Light Garden of Life Mama Bird Thorne HUM Olly Nordic Naturals

資料來源：https://www.ncbi.nlm.nih.gov/pubmed/17624345, https://www.ncbi.nlm.nih.gov/pubmed/28844822

11

食譜

看了這麼多之後，妳一定餓壞了。讓我們開動吧！我整理了許多食譜（早餐、午餐、晚餐、點心以及甜點），都是對健康生理週期有益的。無論是生理週期的哪一天，食譜中的食材都經過特別規劃，能提供給身體合適的營養，來平衡賀爾蒙、提升活力，並且保證讓妳成為健康生理週期的專家！為了幫助那些想要進行食物週期法的人，我特別用階段來區分（月經期、濾泡期、排卵期、黃體期／經前症候群）哪些食譜最能支持妳的週期。請注意經前症候群可能會發生在月經期的前段或是黃體期的尾聲，所以可以在任何經前症候群可能發生的時候使用這些食譜！

我也特別標示了不含麩質、不含乳製品以及素食的食譜，來幫助妳遵循這些營養指引。如果某個食譜可以修改成為不含麩質、不含乳製品或素食，我也會在食材清單中以替代選擇的方式標示出來。我是個很愛吃剩菜的人，因為很方便，所以如果某個食譜的份量是兩人份，妳可以先吃一份，然後保留另一份下一餐吃（或是將剩餘的冷凍起來）。同

時，我也很愛在晚餐時間吃早餐的食物，所以如果妳想要改變一下規則，我是百分之百支持妳的！現在，讓我們循序漸進，吃出健康的生理週期吧。女士們，這就是本書的重點，沒有之一！

飲食計畫範例

◆ 月經期飲食計畫範本 ◆

Day 1			
早餐	午餐	晚餐	點心
• 夢幻草莓燕麥奶............221	• 簡易慢燉鍋扁豆湯.........277 • 1片亞麻籽麵包佐½個酪梨	• 金絲瓜船............261	• 1個小柳橙 • ¼杯烤迷迭香核桃.........235

Day 2			
早餐	午餐	晚餐	點心
• 雞蛋椰香鮮蔬............216 • ½個葡萄柚	• 金絲瓜船............261	• 雞肉草莓園晚餐............271	• 2個巧克力南瓜瑪芬蛋糕............237

Day 3			
早餐	午餐	晚餐	點心
• 田園南瓜燕麥奶............212	• 雞肉草莓園晚餐............271	• 青江菜配豆腐............250	• 1杯黃甜椒或紅甜椒切條 • 2大匙甜豌豆鷹嘴豆泥............239

Day 4			
早餐	午餐	晚餐	點心
• 薑黃酪梨發芽亞麻籽麵包............225	• 青江菜配豆腐............250	• 胡桃南瓜羽衣甘藍烘蛋............262	• 8個草莓 • ¼杯蜂蜜薑黃堅果.........233

Day 5			
早餐	午餐	晚餐	點心
• 野生藍莓燕麥奶............225	• 胡桃南瓜羽衣甘藍烘蛋............262	• 南瓜青醬義大利麵..........265	• 1個小葡萄柚 • ¼杯蜂蜜薑黃堅果.........233

Day 6			
早餐	午餐	晚餐	點心
• 夢幻草莓燕麥奶............221	• 簡易慢燉鍋扁豆湯.........277 • 1片亞麻籽麵包佐2大匙鷹嘴豆泥	• 雞肉草莓園晚餐.........271	• 1個小柳橙 • ¼杯烤迷迭香核桃.........235

Day 7			
早餐	午餐	晚餐	點心
• 薑黃酪梨發芽亞麻籽麵包............225	• 金絲瓜船............261	• 胡桃南瓜羽衣甘藍烘蛋............262	• 2個巧克力南瓜瑪芬蛋糕............237

各階段都適用的甜點選擇：

- 3 顆巧克力花生蜜棗（第 285 頁）

- 小柑橘黑巧克力（第 288 頁）

- 2 或 3 個黑巧克力花生醬杯（第 286 頁）

- 黑巧克力蔓越莓軟糖棒（第 284 頁）

- 1 小塊南瓜香料布朗迪蛋糕（第 283 頁）

◆ 濾泡期飲食計劃範本 ◆

Day 1

早餐	午餐	晚餐	點心
・美味穀物片 ⋯⋯⋯⋯214	・椰香南瓜湯 ⋯⋯⋯⋯246	・帕瑪森乳酪青花菜義大利麵 ⋯⋯⋯⋯244	・1片無麥麩南瓜麵包 ⋯⋯⋯⋯240

Day 2

早餐	午餐	晚餐	點心
・早安薄荷莓果奇亞籽布 ⋯⋯⋯⋯219	・帕瑪森乳酪青花菜義大利麵 ⋯⋯⋯⋯244	・地瓜塔可餅 ⋯⋯⋯⋯266	・1個小柳橙 ・¼杯烤迷迭香核桃⋯⋯235

Day 3

早餐	午餐	晚餐	點心
・肉桂地瓜優格 ⋯⋯⋯⋯226	・毛豆青醬羊乳酪吐司⋯257	・烤雞排毒沙拉 ⋯⋯⋯⋯263	・熱帶風情綠果昔⋯⋯⋯⋯236

Day 4

早餐	午餐	晚餐	點心
・甜莓夢奇亞籽布丁 ⋯⋯⋯⋯215	・烤雞排毒沙拉 ⋯⋯⋯⋯263	・金絲瓜船 ⋯⋯⋯⋯261	・1杯甜豆 ・2大匙甜豌豆鷹嘴豆泥 ⋯⋯⋯⋯239

Day 5

早餐	午餐	晚餐	點心
・美味穀物片 ⋯⋯⋯⋯214	・毛豆青醬羊乳酪吐司⋯257	・帕瑪森乳酪青花菜義大利麵 ⋯⋯⋯⋯244	・1片無麥麩南瓜麵包⋯240

Day 6

早餐	午餐	晚餐	點心
・肉桂地瓜優格 ⋯⋯⋯⋯226	・椰香南瓜湯 ⋯⋯⋯⋯246	・地瓜塔可餅 ⋯⋯⋯⋯266	・熱帶風情綠果昔⋯⋯⋯⋯236

Day 1			
早餐	午餐	晚餐	點心
・香蕉奇亞籽布丁.............223	・地瓜酪梨飯.................248	・香濃烤大蒜花椰菜湯.....245 ・馬鈴薯餅佐大蒜南瓜籽青醬.................254	・1杯胡蘿蔔 ・2大匙甜豌豆鷹嘴豆泥.................239

Day 2			
早餐	午餐	晚餐	點心
・酪梨藜麥早餐.................213	・鳳梨花椰菜炒飯.............258	・簡易慢燉鍋扁豆湯.......277 ・葵花籽楓糖蜜漬胡蘿蔔242	・3個螺旋藻能量球.........230

Day 3			
早餐	午餐	晚餐	點心
・藍莓胡蘿蔔燕麥冰糕.....218	・簡易慢燉鍋扁豆湯.......277 ・葵花籽楓糖蜜漬胡蘿蔔.................242	・焗乳酪花椰菜.................274 ・2杯菠菜	・1個蘋果 ・2大匙堅果抹醬 ・一小撮肉桂

Day 1			
早餐	午餐	晚餐	點心
• 雞蛋椰香鮮蔬 ....216 • 1根香蕉	• 水蜜桃奶油吐司..............247	• 酪梨酸奶地瓜 270	• 3到4個杏桃葵花籽能量球 231

Day 2			
早餐	午餐	晚餐	點心
• 香蕉奇亞籽布丁..............223	• 酪梨酸奶地瓜 270	• 摩洛哥藜麥沙拉..............253	• 1根乳酪條 • 1個蘋果

Day 3			
早餐	午餐	晚餐	點心
• 香草甜棗焦糖優格..........228	• 酪梨蛋吐司 252	• 橡子南瓜鑲藜麥..............267	• 3到4個杏桃葵花籽能量球 231

Day 4			
早餐	午餐	晚餐	點心
• 夢幻草莓燕麥奶..............221	• 橡子南瓜鑲藜麥..............267	• 黑豆藜麥漢堡排..............268 • 葵花籽楓糖蜜漬胡蘿蔔 242	• 49顆開心果 • 20顆葡萄

Day 5			
早餐	午餐	晚餐	點心
• 免烤花生醬燕麥能量餅 224 • 1杯希臘優格 • 1杯藍莓	• 黑豆藜麥漢堡排..............268 • 葵花籽楓糖蜜漬胡蘿蔔 242	• 簡易慢燉鍋扁豆湯..........277 • 1杯烤青花菜佐檸檬配菜	• 1杯香脆鷹嘴豆..............233 • 1杯胡蘿蔔

Day 6			
早餐	午餐	晚餐	點心
·花生醬巧克力燕麥奶.....222	·烤鮮蔬羽衣甘藍拌藜麥..................272	·金絲瓜船..................261	·香蕉巧克力堅果昔.........238

Day 7			
早餐	午餐	晚餐	點心
·巧克力香蕉麵包奇亞籽布丁..................219	·金絲瓜船..................261	·鮭魚抱子甘藍絲塔可餅..................275	·¼杯蜂蜜薑黃堅果.........233 ·½個葡萄柚

◆ 經前症候群飲食計劃範本 ◆

Day 1			
早餐	午餐	晚餐	點心
· 花生醬巧克力燕麥奶⋯⋯222	· 芝麻醬、地瓜鑲Farro小麥⋯⋯⋯⋯256	· 金絲瓜船⋯⋯⋯⋯261	· 香蕉巧克力堅果昔⋯⋯238

Day 2			
早餐	午餐	晚餐	點心
· 早安蜂蜜檸檬藜麥百匯⋯⋯227	· 焗乳酪花椰菜⋯⋯274 · 2杯菠菜	· 烤鮮蔬羽衣甘藍拌藜麥⋯⋯272	· ¼杯核桃 · 1杯黑莓

Day 3			
早餐	午餐	晚餐	點心
· 薑黃燕麥奶⋯⋯220	· 烤鮮蔬羽衣甘藍拌藜麥⋯⋯272	· 鮭魚抱子甘藍絲塔可餅⋯⋯275	· 1片無麥麩花生醬香蕉麵包⋯⋯232 · 2大匙堅果抹醬

Day 4			
早餐	午餐	晚餐	點心
· 巧克力香蕉麵包奇亞籽布丁⋯⋯219	· 鮭魚抱子甘藍絲塔可餅⋯⋯275	· 鳳梨花椰菜炒飯⋯⋯258	· 巧克力櫛瓜果昔⋯⋯235

Day 5			
早餐	午餐	晚餐	點心
· 肉桂蘋果燕麥奶⋯⋯215	· 酪梨酸奶地瓜⋯⋯270	· 橡子南瓜鑲藜麥⋯⋯267	· ¼杯蜂蜜薑黃堅果⋯⋯233 · ½個葡萄柚

田園南瓜燕麥奶

月經期

　　誰不想要用充滿飽足感又有益心臟健康的燕麥來開始她們的月經期呢？暖心的荳蔻能夠緩解經痛和發炎反應，南瓜籽也會提供妳迫切需要的鋅，這是一種妳在月經期當中可能會缺乏的礦物質。別忘了，鋅對於卵子濾泡發育是不可或缺的。同時也要感謝南瓜籽，為我們的身體提供這些有用的營養。

食用份量：1　　　　**總時間：**5 分鐘準備，置入冰箱冷藏一夜
＊不含麥麩、不含乳製品、素食

材料：

½ 杯傳統燕麥片　　　　　　¼ 小匙荳蔻粉

1 杯豆奶或任何一種奶　　　2 大匙南瓜籽

1 小匙南瓜派香料　　　　　½ 個洋梨，切碎

½ 小匙肉桂粉

步驟：

　　1. 將燕麥和妳選擇的奶置入一個梅森罐中。

　　2. 在梅森罐中加入南瓜派香料、肉桂、荳蔻、南瓜籽以及剁

碎的梨，將食材攪拌均勻。

　3. 蓋上蓋子，置入冰箱中冷藏隔夜。

　4. 次日早晨就可以在家享用或帶著出門了。請冰涼食用。

酪梨藜麥早餐
排卵期

　　這碗早餐不僅美味而且營養豐富。在排卵期當中，妳的食慾或許不是太好，而且可能會懶得享用營養均衡的飲食。這一碗富含了來自酪梨、蛋、藜麥的關鍵營養素，這些全都能確保讓妳攝取足夠的營養素，同時依然能夠腳步輕盈地準備好面對一天的挑戰！

食用份量：1　　　　**總時間**：45 分鐘
* 不含麥麩、不含乳製品、素食

材料：

¼ 杯藜麥	1 大匙南瓜籽
2 小匙橄欖油，分次使用	½ 個酪梨，切片
1 杯抱子甘藍，切成四分之一	1 大匙芝麻醬
1 個蛋	1 小匙芝麻
1 杯新鮮的芝麻葉	喜瑪拉雅鹽和胡椒

步驟：

1. 根據包裝上的指示烹調藜麥，靜置一旁。

2. 同時，用中火在一個小平底不沾鍋中將 1 小匙的橄欖油燒熱，然後加入抱子甘藍。清炒 15 分鐘或至變軟。

3. 用中火在另一個小平底不沾鍋中將剩餘的橄欖油燒熱。1 分鐘後，將蛋打至平底鍋中央，煎至蛋白成形，約 5 分鐘。

4. 在一個大沙拉碗中，混合芝麻葉、煮熟的藜麥、煮熟的抱子甘藍以及南瓜籽。將酪梨片和煎蛋置於沙拉上方。

5. 淋上芝麻醬並灑上芝麻，用喜瑪拉雅鹽和胡椒調味。

美味穀物片

濾泡期

食用份量：1　　　**總時間：**3 分鐘

* 不含乳製品、素食

材料：

¾ 杯妳最喜愛的穀物片　　　1 杯豆奶或任何一種奶

½ 杯新鮮藍莓　　　　　　　1 大匙亞麻籽粉

2 大匙剁碎的核桃

步驟：

1. 將穀物片、藍莓和核桃加入碗中。

2. 在穀物片上倒入豆奶，並在上方灑上亞麻籽粉。

肉桂蘋果燕麥奶

黃體期／經前症候群

食用份量：1　　　**總時間：**5 分鐘準備，置入冰箱冷藏一夜

* 不含麥麩、不含乳製品、素食

材料：

¼ 杯傳統燕麥片　　　　　1 個青蘋果，切碎

½ 杯核桃奶　　　　　　　1 小匙肉桂粉

2 大匙剁碎的核桃

步驟：

1. 將燕麥和核桃奶加入一個梅森罐中。

2. 加入核桃、切碎的蘋果以及肉桂，將食材攪拌均勻。

3. 蓋上蓋子，置入冰箱中冷藏一夜。

4. 次日早晨就可以在家享用或帶著出門了。請冰涼食用，亦可在上方灑上更多肉桂。

甜莓夢奇亞籽布丁

濾泡期

　　甜美的夢，而且是奇亞籽做的！奇亞籽富含纖維，在濾泡期中是一種很重要的營養素，能幫助維持賀爾蒙平衡。奇亞籽中的纖維能讓雌激素保持在理想值，而這正是抵抗經前症候群的關鍵。此外，冷凍過的藍莓也是這份早餐中的秘密武器，提

供強大的抗氧化力量給身體，並且有助於保護發育中的濾泡，
準備在下一次的排卵期中釋放。

食用份量：1　　**總時間**：5 分鐘準備，置入冰箱冷藏一夜
* 不含麥麩、不含乳製品、素食

材料：

¾ 杯杏仁奶或任何一種奶　　½ 杯冷凍藍莓

3 大匙奇亞籽　　1 小匙肉桂粉

1 小匙香草精　　1 大匙南瓜籽

1 小匙蜂蜜

步驟：

1. 將妳選擇的奶和奇亞籽在梅森罐中混合。

2. 在梅森罐中加入香草精、蜂蜜、冷凍藍莓、肉桂，以及南瓜籽，將食材攪拌均勻。

3. 蓋上蓋子，置入冰箱中冷藏一夜。

4. 次日早晨就可以在家享用或帶著出門了。請冰涼食用，亦可在上方灑上更多肉桂。

雞蛋椰香鮮蔬

月經期、黃體期／經前症候群

雞蛋和蔬菜這種絕妙組合，能讓妳的身體準備就緒，迎向

健康的生理週期。蔬菜（像是菠菜、花椰菜和青花菜）是讓妳的肝臟保持在巔峰狀態，同時維持賀爾蒙完美平衡的關鍵。蛋能提供豐富的脂溶性維生素，例如維生素 A、D、E 和 K，這些全都有助於打造強健的子宮內膜，以協助妳懷孕或是下一次的月經期剝落。這也就是為什麼這道菜很適合在月經期和黃體期享用的原因。

食用份量：2　　　總時間：7 分鐘準備，置入冰箱冷藏一夜
* 不含麥麩、不含乳製品、素食

材料：

1 小匙冷壓椰子油	1 大匙芝麻或亞麻籽，根據週期
1 杯冷凍綜合蔬菜	的日子而異
1 杯生菠菜	½ 小匙薑黃粉
2 顆（Omega-3 營養強化）蛋，	一小撮鹽
打散	一小撮胡椒

步驟：

1. 用中火在一個小平底鍋中加入椰子油，加熱 1 分鐘。
2. 加入冷凍蔬菜，讓它們在鍋中解凍 2 至 3 分鐘。
3. 加入菠菜、薑黃、鹽和胡椒，清炒 1 分鐘。
4. 加入打散的蛋，用木鏟炒 2 至 3 分鐘。
5. 灑上妳選擇的種籽，亦可加入更多鹽、胡椒和薑黃。

藍莓胡蘿蔔燕麥冰糕

排卵期

　　胡蘿蔔蛋糕當早餐吃？不要懷疑，這份早餐食譜能夠立馬把妳從早餐帶進甜點的世界！

　　額外提示：排卵期間，妳想要待在臥室的時間或許或比待在廚房的時間長，所以這份早餐不但超快，而且很容易在前一晚就準備好。如此一來，妳就有更多精力能夠去辦正事了（妳知道我的意思吧）。

食用份量：1　　　　**總時間**：10 分鐘準備，置入冰箱冷藏一夜
＊不含麥麩、素食

材料：

¼ 杯脫脂香草希臘優格或不含　　¼ 杯傳統燕麥片
　　乳製品的優格　　　　　　　　¼ 杯冷凍或新鮮藍莓
¼ 杯刨成細絲的胡蘿蔔　　　　　½ 小匙肉桂粉
½ 杯無糖杏仁奶　　　　　　　　2 大匙剁碎的核桃

步驟：

　　1. 將胡蘿蔔、優格、奶、燕麥、藍莓、肉桂和核桃加入一個梅森罐中，將食材攪拌均勻。

　　2. 蓋上蓋子，置入冰箱中冷藏隔夜。

　　3. 次日早晨就可以在家享用或帶著出門了。請冰涼食用，亦可在上方灑上更多肉桂。

巧克力香蕉麵包奇亞籽布丁

黃體期／經前症候群

食用份量：1　　　**總時間：5** 分鐘準備，置入冰箱冷藏一夜

＊不含麥麩、不含乳製品、素食

材料：

¾ 杯杏仁奶或任何一種奶　　　　1 小匙肉桂粉

3 大匙奇亞籽　　　　　　　　　½ 根香蕉，壓碎

1 大匙磨碎可可豆

步驟：

1. 將妳選擇的奶和奇亞籽在梅森罐中混合。

2. 加入磨碎可可豆和肉桂，然後在上方加入壓碎的香蕉，並將食材攪拌均勻。

3. 蓋上蓋子，置入冰箱中冷藏一夜。

4. 次日早晨就可以在家享用或帶著出門了。請冰涼食用，亦可在上方灑上更多肉桂。

早安薄荷莓果奇亞籽布丁

濾泡期

　　這種清新的口味組合正是妳的味蕾在一大早所渴望的。來自覆盆子莓和枸杞的豐富抗氧化物將能幫助妳修復在月經期階段可能出現的任何發炎反應。豆奶能提供植物雌激素，有助於

讓雌激素值保持平衡。此外，薄荷具有安定功效，同時也能療癒月經期後的身體。我有提過薄荷甚至能夠幫助妳避免在面對早晨那些令人壓力破表的工作報表時抓狂嗎？我也很需要！

食用份量：1　　　**總時間：**5 分鐘準備，置入冰箱冷藏一夜
* 不含麥麩、不含乳製品、素食

材料：

¾ 杯豆奶或任何一種奶　　　　1 大匙剁碎的新鮮薄荷

3 大匙奇亞籽　　　　　　　　¼ 杯新鮮或冷凍的覆盆子

2 大匙枸杞乾

步驟：

1. 將妳選擇的奶和奇亞籽在梅森罐中混合。
2. 加入枸杞、薄荷，以及覆盆子，並將食材攪拌均勻。
3. 蓋上蓋子，置入冰箱中冷藏一夜。
4. 次日早晨就可以在家享用或帶著出門了。請冰涼食用。

薑黃燕麥奶

黃體期／經前症候群

　　我最喜歡的經前症候群早餐，它能幫助妳在一瞬間活力充沛。坦白說，我在月經期來之前的一整個星期，每天都會吃這份早餐，因為真的就是那麼美味又有用！薑黃能夠撫慰準備上

緊發條迎接月經來潮的子宮，龍舌蘭蜜和椰奶中的天然糖分也會讓妳的味蕾得到滿足（而又不會覺得太甜）。

食用份量：1　　　總時間：5 分鐘準備，置入冰箱冷藏一夜
＊不含麥麩、不含乳製品、素食

材料：

1 杯椰奶或任何一種奶	1 大匙龍舌蘭蜜
½ 杯傳統燕麥片	⅛ 小匙肉桂粉
1 小匙奇亞籽	一小撮胡椒
¼ 小匙薑黃粉	一小撮喜瑪拉雅鹽

步驟：

　1. 將妳選擇的奶和燕麥在梅森罐中混合。

　2. 加入奇亞籽、薑黃粉、龍舌蘭蜜、肉桂、胡椒和鹽，並將食材攪拌均勻。

　3. 蓋上蓋子，置入冰箱中冷藏一夜。

　4. 次日早晨就可以在家享用或帶著出門了。請冰涼食用。

夢幻草莓燕麥奶

生理期、黃體期／經前症候群

- -

食用份量：1　　　總時間：5 分鐘準備，置入冰箱冷藏一夜
＊不含麥麩、素食

材料：

½ 杯傳統燕麥片

¾ 杯燕麥奶或任何一種奶

2 大匙奇亞籽

¼ 杯新鮮草莓切片

¼ 杯原味希臘優格或不含乳製
　　品的優格

1 小匙香草精

步驟：

1. 將妳選擇的奶和燕麥在梅森罐中混合。

2. 加入奇亞籽、草莓、希臘優格以及香草精，並攪拌均勻。

3. 蓋上蓋子，置入冰箱中冷藏一夜。

4. 次日早晨就可以在家享用或帶著出門了。請冰涼食用。

花生醬巧克力燕麥奶

黃體期／經前症候群

食用份量：1　　**總時間**：5 分鐘準備，置入冰箱冷藏一夜

* 不含麥麩、不含乳製品、素食

材料：

¾ 杯燕麥奶或任何一種奶

½ 杯傳統燕麥片

2 大匙剁碎的花生

1 大匙滑順花生醬

1 小匙楓糖漿

½ 小匙香草精

¼ 小匙無糖可可粉

步驟：

1. 將妳選擇的奶和燕麥在梅森罐中混合。

2. 加入花生、花生醬、楓糖漿、香草精和可可粉，並將食材攪拌均勻。

3. 蓋上蓋子，置入冰箱中冷藏一夜。

4. 次日早晨就可以在家享用或帶著出門了。請冰涼食用。

香蕉奇亞籽布丁

排卵期、黃體期／經前症候群

食用份量：1　　　總時間：5 分鐘準備，置入冰箱冷藏一夜

* 不含麥麩、不含乳製品、素食

材料：

1 根香蕉，壓碎	¼ 小匙肉桂粉
1 大匙杏仁抹醬	1 大匙亞麻籽或葵花籽，根據週
1 杯燕麥奶或任何一種奶	期的日子而異
3 大匙奇亞籽	

步驟：

1. 用叉子在梅森罐中混合香蕉和杏仁抹醬。

2. 加入妳選擇的奶、奇亞籽、肉桂以及適當的種籽，並將食材攪拌均勻。

3. 蓋上蓋子，置入冰箱中冷藏一夜。

4.次日早晨就可以在家享用或帶著出門了。請冰涼食用。

免烤花生醬燕麥能量餅
黃體期

食用份量：16　　　**總時間：**20 分鐘準備，冷藏 1 小時

* 不含麥麩、不含乳製品、素食

材料：

1 杯滑順花生醬	½ 杯葡萄乾
½ 杯楓糖漿	½ 杯剁碎的開心果
2 杯傳統燕麥片	½ 小匙喜瑪拉雅鹽

步驟：

1. 將一個 8 吋方形烤盤墊上烘焙紙，在兩側留邊。

2. 在烘焙紙上噴上一層薄薄的烹調油。

3. 在一個大碗中，混合花生醬和楓糖漿。拌入燕麥、葡萄乾、開心果和鹽。

4. 將混合物均勻抹平在烤盤中。

5. 冷藏至凝固，約 1 小時。利用多餘的烘焙紙部分將能量棒從烤盤中取出。

6. 切成 16 個方塊，即可享用。

野生藍莓燕麥奶

月經期

食用份量：2　　　總時間：10 分鐘準備，置入冰箱冷藏一夜

* 不含麥麩、不含乳製品、素食

材料：

1 杯傳統燕麥片

1¼ 杯杏仁奶或任何一種奶

4 大匙花生醬

½ 小匙肉桂粉

2 小匙亞麻籽粉

2 小匙楓糖漿

1 杯冷凍藍莓

步驟：

1. 將燕麥和妳喜歡的奶加入一個碗中混合均勻。

2. 與花生醬、肉桂、亞麻籽粉、楓糖漿和藍莓攪拌均勻。

3. 將混合好的食材分別裝入兩個梅森罐或有蓋子的碗中。

4. 蓋上蓋子，置入冰箱中冷藏一夜。

5. 次日早晨就可以在家享用或帶著出門了。請冰涼食用。

薑黃酪梨發芽亞麻籽麵包

月經期

食用份量：2　　　總時間：10 分鐘

* 不含乳製品、素食

材料：

4 片發芽亞麻籽麵包或無麥麩
　　麵包

1 顆酪梨，去籽、壓成泥

2 小匙喜瑪拉雅鹽

⅛ 小匙胡椒

1 小匙大蒜粉

1 顆中型番茄，切片

1 小匙亞麻籽粉

2 大匙營養酵母

1 小匙薑黃粉

1 大匙 Trader Joe's 牌貝果芝麻
　　調味料（或自選調味料）

步驟：

1. 用攝氏 180 度的烤箱將麵包烤至焦脆。

2. 將酪梨泥加入鹽、胡椒和大蒜粉。

3. 將麵包取出，抹上酪梨醬。

4. 在酪梨醬上面加入番茄片、亞麻籽、營養酵母、薑黃與自選調味料。

肉桂地瓜優格

濾泡期

　　這是一碗令人超級滿足而且健康的早餐！妳可能會想吃頓較清淡又色彩鮮艷的食物（由於濾泡期雌激素升高的緣故），而鮮橘色的地瓜是絕對不會讓妳失望的。這些食材雖然可能口味偏甜，但卻不含任何精緻糖類，而且富含纖維、維生素 A、C 和 E，以及來自地瓜的鐵質。小提示：事先把地瓜煮熟，然後在早上加入優格中。

食用份量：2　　　總時間：35 分鐘

＊不含乳製品、素食

材料：

1 個地瓜，切成丁　　　　　　½ 小匙肉桂粉

1 大匙酪梨油或橄欖油　　　　1 根大香蕉，切成片

1 杯原味希臘優格或不含乳製品　4 大匙杏仁抹醬

　的優格

步驟：

1. 將烤箱預熱至攝氏 200 度。

2. 讓地瓜均勻沾上油和肉桂。

3. 平鋪在一個鋪有烘焙紙的烤盤上，烘烤 25 至 30 分鐘。當牙籤穿過地瓜中間部位而且不會沾黏時就表示好了。放涼。

4. 享用前，將優格置入碗中，加上放涼後的地瓜、切片的香蕉以及杏仁抹醬。

早安蜂蜜檸檬藜麥百匯

黃體期／經前症候群

　　這份早餐能夠在早晨用最美好的方式喚醒妳的味蕾！藜麥是一種很棒的植物性蛋白質，而蜂蜜的抗發炎特性也能緩解經痛。剁碎的薄荷讓百匯變得更加清爽、安定並具有安撫力量，成為一種開啟妳的早晨的全新方式，特別是當妳經前症候群壓力破表的時候。

食用份量：2　　　總時間：25 分鐘，包括冷藏時間

＊不含麥麩、不含乳製品、素食

材料：

1 杯新鮮藍莓	4 大匙剁碎的核桃
1 杯新鮮草莓切片	2 大匙蜂蜜
½ 個蘋果，切碎	1 顆檸檬擠出的檸檬汁
1 杯煮熟的白藜麥、紅藜麥或三色藜麥	1 小匙剁碎的新鮮薄荷（可省略）

步驟：

1. 將水果、藜麥和核桃放入一個中型碗，輕輕攪拌均勻。
2. 在一個小碗中，倒入蜂蜜和檸檬汁混合成醬汁。
3. 將醬汁淋在水果沙拉上，混合均勻。
4. 置入冰箱中冷藏 10 分鐘，然後分裝成兩碗，灑上薄荷。

香草甜棗焦糖優格

黃體期／經前症候群

現在妳已經滿足了妳對巧克力的渴望，讓這份香草早餐來挑逗妳的味蕾吧！香草調的美味應該可以解除妳對巧克力的厭膩（真的有可能嗎），優格中的益生菌也能幫助妳緩解任何和經前症候群有關的腸胃不適問題，並讓妳的消化系統保持強健，而富含維生素 E 的葵花籽也有助於緩解經痛。

食用份量：2　　　　總時間：15 分鐘

* 不含麥麩、素食

材料：

8 到 10 個去核的加州蜜棗

4 大匙 88 Acres 牌香草香料葵
　　花籽抹醬

1 杯香草希臘優格或香草不含
　　乳製品優格

1 小匙香草精

2 大匙葵花籽

1 小匙喜瑪拉雅鹽

3 大匙無糖杏仁奶

步驟：

　1. 將蜜棗、葵花籽抹醬、香草精、鹽以及杏仁奶置入果汁機
中，攪打至滑順。

　2. 將優格分別裝入 2 個梅森罐中，在上方淋上醬汁，然後灑
上葵花籽。

螺旋藻能量球

排卵期

螺旋藻是一種完整的植物性蛋白質，這代表它含有九種必需胺基酸，能夠讓我們的身體保持健康。它也富含鈣質、鐵質、鎂以及維生素 A、E 和 K。我喜歡在排卵期間吃這些能量球當點心，因為鎂、抗氧化物和纖維都是有益的成分，但無論週期的哪一天，它們都很美味（而且營養非常豐富）。

食用份量：11-13
總時間：5 分鐘外加 20 至 30 分鐘的冷藏時間
* 不含麥麩、不含乳製品、素食

材料：

¾ 杯傳統燕麥片　　　　　　1 杯去核的軟加州蜜棗
½ 杯胡桃　　　　　　　　　2 大匙花生醬
2 小匙螺旋藻

步驟：

1. 將燕麥、胡桃以及螺旋藻置入一台高速果汁機或食物調理機中，攪打至呈碎片。

2. 加入蜜棗和花生醬，攪打至呈黏稠的麵糰狀。

3. 揉成 5 公分厚的球狀，置於鋪有烘焙紙的烤盤上。冷藏 20 至 30 分鐘直到成形。

4. 可在冰箱中儲藏 2 至 3 週或冷凍保存 6 個月。

杏桃葵花籽能量球
黃體期

食用份量：10 至 12 個能量球
總時間：20 分鐘，包含冷藏時間
* 不含麥麩、不含乳製品、素食

材料：

½ 杯無糖椰絲

1 小匙奇亞籽

½ 杯葵花籽

⅓ 杯杏桃乾

1 大匙蜂蜜

一小撮喜瑪拉雅鹽

2 大匙磨碎可可豆

步驟：

1. 在一個食物調理機中，混合椰絲、奇亞籽和葵花籽，用瞬轉功能攪打至粉狀。

2. 加入杏桃乾和蜂蜜，用瞬轉功能攪打至黏稠。

3. 在食物調理機中加入一小撮鹽和磨碎可可豆，用瞬轉功能攪打 5 次直到完全混合均勻。

4. 用掌心揉成球狀，冷藏 10 分鐘或直到準備享用。

無麥麩花生醬香蕉麵包

黃體期／經前症候群

食用份量：12　　　總時間：60 分鐘

* 不含麥麩、不含乳製品、素食

材料：

⅛ 小匙椰子油	½ 小匙小蘇打粉
2 跟大香蕉，壓碎	1 小匙泡打粉
2 個蛋	1 杯無麥麩麵粉
⅓ 杯花生醬	½ 杯杏仁粉
1 小匙香草精	½ 杯椰子糖
3 大匙蘋果泥	¼ 小匙猶太鹽

步驟：

1. 將烤箱預熱至攝氏 180 度。

2. 在麵包烤盤中刷上薄薄一層椰子油。

3. 在一個大碗中加入香蕉，然後加入蛋攪打至泡沫狀。

4. 拌入花生醬、香草和蘋果泥。

5. 加入小蘇打粉、泡打粉、無麥麩麵粉、杏仁粉、椰子糖以及鹽。混合均勻。

6. 將麵糊倒入麵包烤盤中。烤 45 至 50 分鐘（烤至上方呈淺棕色，牙籤能夠輕易穿過不沾黏的程度）。

7. 從烤箱中取出，冷卻 10 分鐘後再切，就可以享用了！

香脆鷹嘴豆

食用份量：2　　　總時間：35 分鐘

* 不含麥麩、不含乳製品、素食

材料：

1 罐（425 克）鷹嘴豆， 　沖水瀝乾	½ 小匙大蒜粉
	⅛ 小匙薑黃粉
2 大匙橄欖油	½ 小匙喜瑪拉雅鹽
½ 小匙煙燻紅椒粉	⅛ 小匙卡宴辣椒粉

步驟：

1. 將烤箱預熱至攝氏 200 度，用烘焙紙鋪在烤盤上。
2. 將鷹嘴豆倒在一條乾淨的廚房布巾或紙巾上，完全擦乾。
3. 將鷹嘴豆倒在烤盤上，均勻沾上油、紅椒粉、大蒜粉、薑黃、鹽和卡宴辣椒粉。均勻平鋪成一層。
4. 烤 20 分鐘，搖一搖，然後再烤 10 分鐘或烤至香脆。
5. 完全放涼後再享用。可以當零食或灑在沙拉上食用。

蜂蜜薑黃堅果

黃經期、黃體期／經前症候群

　　只要用蜂蜜、胡椒和薑黃烘烤抗發炎的天然堅果，就能讓點心的美味更上一層樓。選擇妳最喜歡的堅果，但別忘了花

也是一種健康不飽和脂肪和 B 群維生素的強大來源，它能促進體內的黃體素分泌和維持雌激素平衡。薑黃的抗氧化和抗發炎功效也有助於在經前症候群和月經期間緩解經痛，讓妳感到活力充沛、疼痛不再。額外加碼：薑黃和胡椒的搭配能讓薑黃中的抗發炎成分效應增加至二千倍，實在是超級優秀的健康絕妙組合！

食用份量：8　　　總時間：15 分鐘

* 不含麥麩、不含乳製品、素食

材料：

3 杯全天然生堅果（任選妳最喜歡的：花生、腰果、杏仁、榛果、夏威夷果、核桃、胡桃、開心果）	1 小匙薑黃粉
	½ 小匙肉桂粉
	½ 小匙海鹽
	⅛ 小匙黑胡椒
2 大匙蜂蜜	⅛ 小匙卡宴辣椒粉
2 大匙椰子油或橄欖油	

步驟：

1. 將烤箱預熱至攝氏 180 度。用烘焙紙鋪在烤盤上。

2. 在一個大碗中，混合堅果、蜂蜜和油。灑上薑黃、肉桂、鹽、胡椒和卡宴辣椒粉（如有使用的話），攪拌均勻。

3. 將堅果平鋪在烤盤上，置入烤箱中央烘烤 8 至 12 分鐘，每 4 分鐘翻攪一次，直到堅果散發香氣且顏色稍微變深。

4. 完全冷卻後享用。可儲放在梅森罐或密封罐中長達 2 週。

烤迷迭香核桃

月經期、濾泡期

食用份量：4（¼ 杯）份　　　總時間：15 分鐘

* 不含麥麩、不含乳製品、素食

材料：

1 杯果仁完整的核桃　　　　½ 大匙剁碎的迷迭香

1 大匙椰子油　　　　　　　¼ 小匙海鹽

步驟：

1. 將烤箱預熱至攝氏 180 度，用烘焙紙鋪在一個烤盤上。

2. 在一個中型碗中將核桃、椰子油、迷迭香和鹽攪拌均勻，直到核桃均勻沾上油。然後平鋪在預先準備好的烤盤上。

3. 烘烤 10 至 15 分鐘，直到核桃散發香氣並呈金黃色，每 5 分鐘翻攪一次避免烤焦。

4. 完全冷卻後享用。可儲放在梅森罐或密封罐中長達 2 週。

巧克力櫛瓜果昔

黃體期／經前症候群

這真是一杯美味又低糖的果昔！櫛瓜非常補水，能幫助緩解經前症候群所引起的腹脹。小提示：事先把櫛瓜蒸好，因為這樣比較容易消化。然後將櫛瓜冷凍起來，就能製作這杯濃稠、滑順又美味的果昔了。

食用份量：1　　　**總時間**：5 分鐘

* 不含麥麩、不含乳製品、素食

材料：

1 杯豆奶或任何一種奶	½ 杯冷凍櫛瓜
2 杯新鮮或冷凍的嫩羽衣甘藍或菠菜	2 大匙任選的堅果抹醬
	½ 小匙螺旋藻
½ 根冷凍香蕉	½ 小匙可可粉

步驟：

1. 將所有食材置入一個果汁機中,用高速攪打至完全滑順。
2. 立即享用。

熱帶風情綠果昔

濾泡期

食用份量：1 份　　　**總時間**：5 分鐘

* 不含麥麩、不含乳製品、素食

材料：

2 杯冷凍菠菜	½ 杯冷凍鳳梨
1 大匙亞麻籽粉	1 杯豆奶或任何一種奶
1 根冷凍香蕉	1 小匙螺旋藻
½ 杯木瓜	½ 杯冰塊

步驟：

　1. 將所有食材置入一個果汁機中，攪打 30 至 60 秒直到妳想要的濃稠度。

　2. 立即享用。

巧克力南瓜瑪芬蛋糕

月經期

食用份量：24 個迷你瑪芬蛋糕或 12 個普通瑪芬蛋糕

總時間：40 分鐘

* 不含麥麩、素食

材料：

1 杯燕麥麵粉 *	½ 杯南瓜泥
½ 小匙泡打粉	1 小匙香草精
½ 杯 88 Acres 牌南瓜籽抹醬	½ 杯黑巧克力豆，或不含乳製
1 個蛋	品的黑巧克力豆
½ 杯無糖蘋果泥	南瓜籽，裝飾用（可省略）

步驟：

　1. 將烤箱預熱至攝氏 180 度。將瑪芬烤盤鋪上烘焙紙或抹油，置於一旁。

　2. 在一個大碗中，混合燕麥麵粉和泡打粉，靜置一旁。在一個中型碗中，混合南瓜籽抹醬、蛋、蘋果泥、南瓜泥以及香草精直到混合均勻。

3. 將濕料加入乾料中，輕輕拌至完全混合。灑上巧克力豆，然後拌勻。

4. 平均倒入瑪芬烤盤中，將每個烤模填滿約四分之三。亦可灑上南瓜籽。

5. 烘烤 15 至 20 分鐘，或至上方呈淡金黃色並且變硬。放涼後再享用。

＊如果想自製燕麥麵粉，可在食物調理機中用瞬轉功能攪打傳統燕麥片直到呈粉末狀。

　　小提示：可以添加胡桃南瓜泥、櫛瓜絲、胡蘿蔔絲或菠菜泥，提升微量營養素的攝取。

香蕉巧克力堅果昔

黃體期／經前症候群

食用份量：2 份　　　**總時間**：10 分鐘

＊不含麥麩、不含乳製品、素食

材料：

2 杯杏仁奶或任何一種奶　　　1 大匙可可粉

2 杯新鮮或冷凍菠菜　　　　　1 大匙磨碎可可豆

½ 杯冷凍花椰菜　　　　　　　一把冰塊（更有冰沙口感）

2 大匙杏仁抹醬　　　　　　　1 大匙磨碎可可豆，裝飾用

1 根冷凍香蕉

步驟：

1. 將所有食材置入一個果汁機中，用高速攪打至完全滑順。
2. 灑上磨碎可可豆後即可享用。

甜豌豆鷹嘴豆泥

月經期、濾泡期、排卵期

自製鷹嘴豆泥既簡單又營養！雖然一開始可能令人卻步，但能夠任意添加自己喜歡又療癒的食材，像是大蒜、來自萊姆的抗氧化物，以及來自辣椒碎的風味，實在是很棒的一件事。妳的味蕾不會失望的！此外，像是芝麻醬這種由芝麻研磨成的糊，也可以是一種秘密武器，因為它含有鎂，能夠在整個週期中隨著賀爾蒙的起伏而有助於穩定心情並緩解焦慮。

食用份量：8　　　總時間：10 分鐘

* 不含麥麩、不含乳製品、素食

材料：

4 瓣大蒜，切碎

2 杯冷凍甜豌豆

1 罐（795 克）鷹嘴豆，解凍 5
　　分鐘並沖水瀝乾

½ 個萊姆，擠成汁

3 大匙橄欖油

1 大匙芝麻醬

辣椒碎，裝飾用

豆芽、微型菜苗，或青醬，裝
　　飾用（可省略）

海鹽和胡椒

步驟：

1. 在一個食物調理機或高速果汁機中，將切碎的大蒜和甜豌豆攪打成泥狀。

2. 加入鷹嘴豆、萊姆汁、橄欖油以及芝麻醬。

3. 攪打至滑順，必要時可將沾黏在邊上的刮下。

4. 加入鹽和胡椒調味。灑上辣椒碎和其他妳想要添加的食材。搭配蔬菜拼盤享用。

無麥麩南瓜麵包

濾泡期

食用份量：12　　　　**總時間：**60 分鐘

＊不含麥麩、不含乳製品、素食

材料：

⅛ 小匙椰子油	¼ 小匙薑粉
1½ 杯杏仁粉	½ 小匙猶太鹽
¼ 杯無麥麩麵粉	2 大匙椰子糖
¾ 小匙小蘇打粉	¾ 杯南瓜泥
1 小匙肉桂粉	¼ 杯楓糖漿
¼ 小匙荳蔻粉	2 個蛋
½ 小匙南瓜派粉	

步驟：

1. 將烤箱預熱至攝氏 180 度。

2. 將麵包烤盤抹上一層薄薄的椰子油。

3. 混合所有乾食材（從杏仁粉到椰子糖）。

4. 在另一個碗中，混合濕食材（南瓜泥、楓糖漿和蛋）。

5. 將濕料加入乾料中，混合均勻。

6. 將麵糊倒入麵包烤盤中。

7. 烤約 40 分鐘直到上方呈淺棕色，牙籤能夠輕易穿過不沾黏的程度。

8. 讓麵包在烤盤中休息至少 10 分鐘。

9. 取出後置於架上放涼，等到完全冷卻後再享用。

葵花籽楓糖蜜漬胡蘿蔔

排卵期、黃體期／經前症候群

　　這道配菜富含營養豐富的胡蘿蔔素。這是一種深橘色的超級營養素，不但具有抗氧化力，同時還能促進免疫力。隨著妳的生理週期走過月經期後，妳可能也會較容易受到感染，因為身體正在努力重建健康的子宮內膜。胡蘿蔔能有助於讓妳的免疫系統保持強健，好讓妳能夠繼續勇往直前，不會被感冒或疾病所侵害！如果妳想攝取更多優質胡蘿蔔，可以購買色彩鮮艷的原種胡蘿蔔（紫色、白色、黃色）。胡蘿蔔在排卵期和黃體期都能在妳的卵巢釋放濾泡時提供抗氧化防護，並讓妳的子宮和輸卵管保持在健康狀態，以便支援受孕！

食用份量：2　　　總時間：1 小時
* 不含麥麩、不含乳製品、素食

材料：

烤胡蘿蔔

8 根小胡蘿蔔，去皮

2 大匙橄欖油

⅛ 小匙鹽

⅛ 小匙胡椒

2 大匙剁碎的扁葉巴西利或蝦夷蔥（可省略）

楓糖蜜

¼ 杯 88 Acres 牌楓糖葵花籽抹醬	⅛ 小匙胡椒
1 大匙楓糖漿	一小撮荳蔻
¼ 小匙鹽	溫水，用來稀釋的

步驟：

1. 將烤箱預熱至攝氏 200 度，用烹調噴霧油噴灑在烤盤上。

2. 在一個中型碗中，混合去皮後的胡蘿蔔、橄欖油、鹽以及胡椒，直到均勻沾上。平鋪成一層在準備好的烤盤上。

3. 烤 25 至 30 分鐘，直到胡蘿蔔軟化。如果妳的胡蘿蔔體型較小，可以在 15 至 20 分鐘時就開始檢查是否已烤熟。

4. 在烤胡蘿蔔的同時，開始準備楓糖蜜。在一個中型碗中加入水以外的所有食材，然後用打蛋器混合。緩緩加入溫水同時一邊繼續攪打，直到楓糖蜜呈糖衣的濃稠度。靜置一旁。

5. 享用前，先把胡蘿蔔排在盤子上，頭部朝外。在胡蘿蔔上方淋上一層薄薄的楓糖蜜，然後可以用新鮮香草像是巴西利或蝦夷蔥裝飾。

6. 剩餘的糖蜜另外盛起置於一旁隨時添加享用。

7. 可搭配湯、穀物、漢堡、魚或雞肉。

帕瑪森乳酪青花菜義大利麵

濾泡期

食用份量：2　　　　總時間：30 分鐘

＊素食

材料：

3 杯青花菜，切成花蕾狀	一小撮胡椒
2 大匙橄欖油	½ 盒豆製或全麥義大利麵
⅛ 杯義式或無麥麩麵包粉	¼ 杯新鮮帕瑪森乳酪絲或營養酵
1 小匙大蒜粉	母（如不含乳製品），另外
¼ 小匙鹽	多準備一些可供添加享用

步驟：

1. 將烤箱預熱至攝氏 220 度。

2. 將水加入一個中型湯鍋中，用中火煮滾。

3. 將錫箔紙鋪在一個烤盤上，並噴灑烹調噴霧油。

4. 在一個中型碗中，混合青花菜、橄欖油、麵包粉、帕瑪森乳酪、大蒜粉、鹽以及胡椒，然後混合均勻。

5. 將青花菜平鋪在烤盤上。

6. 烤 12 分鐘後將青花菜翻面，繼續烤 10 分鐘直到焦脆。

7. 同時，當水沸騰後，將義大利麵加入湯鍋中，根據盒子上的指示烹調。

8. 在碗中混合煮好的義大利麵和烤熟的青花菜，可在上方額外灑上帕瑪森乳酪。

香濃烤大蒜花椰菜湯

排卵期

　　當賀爾蒙在生理週期中段開始出現波動時，請務必照顧好有助於賀爾蒙新陳代謝、分解和分泌的重要器官——那就是肝臟！為了支持努力工作的肝臟，請選擇富含蔥屬的蔬菜，像是洋蔥和大蒜。此外，富含硫的食物，例如花椰菜，都含有豐富的穀胱甘肽，這是一種能協助肝臟代謝的抗氧化物。這道湯品搭配了這些有益食材，能讓妳的肝臟正常運作。

食用份量：4　　　**總時間：1 小時 10 分鐘**
* 不含麥麩、不含乳製品、素食

材料：

1 小顆大蒜	1 罐（425 克）白豆，沖水瀝乾
2 個中型花椰菜，切成花蕾狀	1.2 公升蔬菜高湯
5 大匙橄欖油，分次使用	1 杯無糖、無調味杏仁奶
1 根新鮮迷迭香，剁碎	猶太鹽
1 個小洋蔥，切碎	黑胡椒
1 小撮辣椒碎	

步驟：

1. 將烤箱預熱至攝氏 200 度。
2. 將大蒜的頭部切掉，露出蒜瓣，置於烤盤中央。
3. 將花椰菜花蕾鋪在大蒜四周。

4. 在大蒜和花椰菜上方淋上 4 大匙橄欖油，然後灑上鹽、胡椒，以及剁碎的迷迭香。

5. 將大蒜用錫箔紙包起來，將食材送進烤箱中烤 30 分鐘。

6. 將剩餘的一大匙橄欖油加入一個大湯鍋中，開中火。

7. 等 1 分鐘，然後將切碎的洋蔥和辣椒碎加入湯鍋中。煮至洋蔥呈透明並散發出香氣，約 3 至 4 分鐘。

8. 將烤熟的蒜瓣取出（小心不要燙傷了），然後將蒜瓣以及迷迭香花椰菜、白豆、蔬菜高湯以及杏仁奶加入鍋中，煮至沸騰。加入少許鹽和胡椒調味。

9. 將火關小至微滾，煮 30 分鐘。用攪拌機將湯攪打至濃稠滑順。再次加鹽和胡椒調味。如果過於濃稠，可以添加杏仁奶調整濃稠度。

10. 趁熱享用！

椰香南瓜湯

濾泡期

食用份量：2　　　**總時間**：40 分鐘

＊不含麥麩、不含乳製品、素食

材料：

½ 大匙橄欖油	½ 小匙猶太鹽
½ 個中型黃洋蔥，切碎	⅛ 小匙胡椒
2 瓣大蒜，剁碎	½ 小匙乾燥百里香
1 小匙新鮮薑末	½ 個胡桃南瓜，去皮、切丁

2 杯蔬菜高湯　　　　　　　2 根新鮮百里香，裝飾用

½ 杯無調味椰奶　　　　　　2 大匙椰子優格，裝飾用

步驟：

1. 將一個大湯鍋置於中火上。

2. 加入橄欖油、洋蔥、大蒜、薑末、鹽、胡椒以及百里香，煮至洋蔥呈透明，約 4 至 5 分鐘。小心不要燙傷。

3. 加入切成丁的胡桃南瓜和高湯。高湯不要超過胡桃南瓜。

4. 蓋上鍋蓋，用中大火煮至沸騰。

5. 一旦沸騰後，將火轉小至中火，燉煮約 20 分鐘或是用叉子可以穿過胡桃南瓜的程度。

6. 將湯從爐火上移開，加入椰奶。

7. 可以用浸入式攪拌器攪拌至滑順，或用 Vitamix 或高速果汁機攪打約 30 秒。

8. 立即上桌，在上方加入百里香和椰子優格，並搭配妳愛吃的鹹餅乾享用。

水蜜桃奶油吐司

黃體期／經前症候群

用這道美味的創意吐司讓妳的午餐變得更有質感！這道料理最棒的地方是，因為水蜜桃本身就已經軟嫩多汁，所以妳無需烘焙就能做出這道大師級的料理——真的只需要切好排好就行了！這道料理最適合黃體期食用，妳能夠從希臘優格中攝取

維生素 D 和鎂，同時又能享用來自水蜜桃和蜂蜜的天然糖分。

食用份量：1　　　**總時間**：5 分鐘
* 不含麥麩、素食

材料：

2 片無麥麩或發芽麵包　　　　½ 個水蜜桃，切片
½ 杯原味希臘優格或不含乳製　　無麥麩穀物
　　品優格　　　　　　　　　　1 大匙蜂蜜

步驟：

1. 將麵包烤好。
2. 放上優格、水蜜桃片以及穀物，然後淋上一些蜂蜜。

地瓜酪梨飯

排卵期

　　這對我而言是一道夢幻午餐，因為它含有我的味蕾及賀爾蒙想要的所有食材。這一碗飯中包含了保護心臟的不飽和脂肪與有飽足感的纖維，以及令人活力充沛的鐵質。由於使用了香菜，因此也有助於降低鈉含量，吃完後也比較不容易脹氣。此外，它含有來自 Banza 鷹嘴豆米的蛋白質，這是一種植物性來源的蛋白質，所含的碳水量少了很多，也比一般白米含有更多纖維和蛋白質。這碗飯會讓妳維持長時間的飽足感，幫助妳在排卵期中能夠專注在更重要的事上（例如做愛）。

食用份量：4　　　　總時間：30 分鐘

* 不含麥麩、素食

材料：

2 個大地瓜，去皮，切成 2.5 公分大小的塊狀

4 大匙橄欖油，分次使用，另外多準備一些可供添加享用

½ 小匙喜瑪拉雅鹽

胡椒

¼ 杯南瓜籽

113 克司羊乳酪或不含乳製品的乳酪，瀝乾

1 袋 Banza 鷹嘴豆米

½ 杯稍微剁碎的香菜葉

2 個中型萊姆的碎皮

2 個中型萊姆擠的汁，外加幾片萊姆可供添加享用

1 個中型酪梨，去核，切成四塊

步驟：

1. 將烤箱用兩個烤架分隔成三層，將烤箱預熱至攝氏 220 度。將地瓜置於鋪有錫箔紙或烘焙紙的烤盤中。

2. 淋上 2 大匙的油，灑上鹽和胡椒調味。混合均勻並平鋪成一層。用下方的烤架烤至地瓜開始呈棕色，約 20 分鐘。

3. 將地瓜翻面，推至一旁。將烤盤上空出來的部分放入南瓜籽，並將羊乳酪壓碎成塊灑在地瓜上。烤至南瓜籽烤熟、地瓜呈金黃色，羊乳酪也完全溫熱，約 5 至 7 分鐘。

4. 同時，在一個中型湯鍋中，根據包裝上的指示烹調鷹嘴豆

米，沖水瀝乾。將米加回湯鍋中，加入香菜、萊姆碎皮、萊姆汁以及剩餘的 2 大匙油、鹽，並研磨幾圈的胡椒。混合均勻，靜置一旁。

5. 每一份量：將 ¼ 的飯和 ¼ 的地瓜和羊乳酪盛盤，灑上 ¼ 的南瓜籽並加上一片酪梨（如果馬上食用的話，請將酪梨去皮），淋上更多橄欖油，需要的話可添加鹽和胡椒調味，並搭配一片萊姆片享用。

青江菜配豆腐

月經期

食用份量：2　　　總時間：50 分鐘

* 不含麥麩、不含乳製品、素食

材料：

170 克板豆腐，瀝乾	1½ 小匙＋1½ 大匙淡口醬油，分次使用
1 大匙麻油	
1 大匙太白粉	1 大匙蒜蓉辣椒醬
1 大瓣大蒜，切碎	½ 小匙香麻油
½ 大匙薑，切末	½ 大匙楓糖漿
½ 大匙米醋	1 大匙酪梨油
2 大匙椰子糖	4 顆大青江菜，切段
¼ 杯杏仁奶	2 大匙芝麻，盛盤用
½ 大匙水	

步驟：

1. 將烤箱預熱至攝氏 190 度。

2. 將豆腐用吸水布包起，靜置 20 至 25 分鐘，吸乾水分。

3. 製作醬汁：在一個碗中混合麻油、太白粉、大蒜、薑、米醋、椰子糖、1½ 小匙淡口醬油、杏仁奶和水，攪拌至完全混合不結塊。靜置一旁。

4. 將豆腐取出，切成均勻 2 公分大小的方塊。

5. 把豆腐放入一個碗中，和剩餘的淡口醬油、蒜蓉辣椒醬、麻油，以及楓糖漿混合均勻。靜置幾分鐘，偶爾攪拌混合一下。

6. 將一個大平底鍋置於中火上。在鍋內加入酪梨油加熱 2 至 3 分鐘。將豆腐加入鍋中，每分鐘翻面一下直到稍微煎熟，約 5 分鐘。將鍋子置入烤箱中烤 15 分鐘或烤至香脆。

7. 在烤豆腐的同時，用中火將水加入一個中型平底鍋中。水沸騰後，將火調至中小火，用蒸籃清蒸青江菜約 6 分鐘，直到叉子可以輕易穿過的程度。取出後靜置一旁。

8. 將豆腐取出，並將平底鍋至於中火的爐火上方。在鍋中加入青江菜、豆腐和醬汁，混合至溫熱。

9. 取出後灑上芝麻享用。可選擇任意搭配 1 杯的糙米、藜麥或花椰菜米，就是完美的一餐了。

酪梨蛋吐司

黃體期

食用份量：2　　**總時間：10 分鐘**

* 不含麥麩、素食

材料：

3 個水煮蛋，去殼後切成小塊

1 個酪梨，切半去核

2 匙略切碎的巴西利，額外備一匙裝飾用

2 匙切碎的蔥

½ 茶匙的薑黃

1 匙原味希臘優格或不含乳製品的優格

½ 茶匙檸檬汁

猶太鹽、胡椒

2 片無麥麩或發芽穀物吐司

2 匙（4 顆）切碎的櫻桃蘿蔔

步驟：

1. 將蛋放在一個中型碗裡。

2. 將酪梨挖出來放碗裡，用叉子輕輕地將酪梨與蛋混合，維持塊狀的質地。

3. 加入 2 匙的巴西利以及薑黃、蔥、優格、檸檬汁、少許鹽和胡椒，輕輕地混合所有食材，邊攪拌邊調整至喜歡的味道。

4. 將攪拌完的酪梨蛋沙拉平鋪在吐司上。

5. 灑上裝飾用的巴西利及切碎的櫻桃蘿蔔，即可享用。

摩洛哥藜麥沙拉

食用份量：3　　　總時間：55 分鐘

* 不含麥麩、不含乳製品、素食

材料：

沙拉

1 罐（425 克）鷹嘴豆，
　　沖水瀝乾
4 大匙橄欖油，分次使用
½ 大匙喜瑪拉雅鹽
¼ 大匙胡椒
1 杯乾藜麥

2 杯水
4 根大胡蘿蔔，去皮，切丁
2 瓣大蒜，切碎
1 罐烤紅甜椒（通常含 2 至 3 個
　　大甜椒），瀝乾切丁
⅓ 杯葡萄乾

沙拉醬

½ 杯義大利陳年葡萄白醋
4 大匙橄欖油，分次使用
1 大匙蜂蜜（可省略）
¼ 杯剁碎的扁葉巴西利

2 小匙薑黃粉
1 小匙孜然粉
喜瑪拉雅鹽，適量
胡椒，適量

步驟：

1. 將烤箱預熱至攝氏 235 度。

2. 將鷹嘴豆均勻鋪在一個有邊的烤盤上，灑上 3 大匙橄欖油、鹽以及黑胡椒。在烤箱中烘烤至香脆，約 30 分鐘，每 10

分鐘翻面一次避免烤焦。

3. 在一個中型湯鍋中加入藜麥和水。用大火煮至沸騰，把火關小，蓋上鍋蓋，小火煮約 15 分鐘直到水分完全被吸收。

4. 加入胡蘿蔔、大蒜以及 1 大匙的橄欖油至一個大炒鍋中，用中火炒至胡蘿蔔變軟，約 5 分鐘。

5. 加入烤紅甜椒和葡萄乾至炒鍋中，炒至溫熱，約 3 分鐘。

6. 加入煮熟的藜麥至炒鍋中，然後加入沙拉醬食材拌勻。

7. 在藜麥沙拉上灑上烤鷹嘴豆。可熱食或放涼後享用。

馬鈴薯餅佐大蒜南瓜籽青醬

排卵期

妳在排卵期本來就會精力充沛，而馬鈴薯能夠持續提供給妳力量！因為馬鈴薯富含鉀，能幫助體液均勻分布在全身，如此一來妳也比較不會感到腹脹，並且能夠在這個階段更加容光煥發。此外，青醬含有營養酵母，富含維生素 B_{12}，能有助於讓妳更加充滿活力！

食用份量：2　　　總時間：1 小時
* 不含麥麩、不含乳製品、素食

材料：

馬鈴薯

680 公克黃金小馬鈴薯或　　　　黃馬鈴薯

1½ 大匙橄欖油　　　　　　　⅛ 小匙胡椒

½ 小匙鹽

大蒜南瓜籽青醬

2 杯新鮮羅勒，無需壓緊　　　1½ 小匙營養酵母

1 大匙 88 Acres 牌南瓜籽抹醬　1 大匙橄欖油

2 瓣大蒜，去皮　　　　　　　¼ 小匙鹽

2 大匙檸檬汁　　　　　　　　⅛ 小匙胡椒

步驟：

1. 將烤箱預熱至攝氏 235 度，在一個烤盤上鋪上烘焙紙。

2. 將馬鈴薯置入一個大湯鍋中，加水直到稍微蓋過馬鈴薯。用大火煮至沸騰，然後轉成中火燉煮 15 至 20 分鐘，或直到馬鈴薯可以用叉子輕易穿過的程度。

3. 將馬鈴薯瀝乾，從爐火上移開。把馬鈴薯放在準備好的烤盤上，彼此之間預留間隔。用一個厚底湯鍋輕壓每個馬鈴薯，直到壓扁至大約 1.3 公分的厚度。在每個壓扁的馬鈴薯上淋上橄欖油，並灑上大量的鹽和胡椒。烤 15 至 20 分鐘，直到邊緣烤成金黃色。

4. 在烤馬鈴薯的同時，將青醬的食材加入一個食物調理機中，然後用瞬轉功能攪打至完全混合滑順的程度。

5. 將馬鈴薯盛盤，淋上大蒜南瓜籽青醬。搭配妳最喜歡的蛋白質，剩餘的青醬可供自行添加享用。

地瓜鑲 Farro 小麥

食用份量：3　　　**總時間：**60 分鐘

*不含乳製品、素食

材料：

地瓜

3 個中型地瓜

1 杯 Farro 小麥，或藜麥（無麥
　麩飲食）

2 杯蔬菜高湯

1 大匙橄欖油

4 杯剁碎的羽衣甘藍

芝麻醬

3 瓣大蒜，壓碎

1 杯芝麻醬

½ 杯扁葉巴西利，去梗

⅓ 杯檸檬汁

¼ 杯橄欖油

1 杯溫水

⅛ 小匙喜瑪拉雅鹽，可隨個人
　　口味增添

步驟：

1. 將烤箱預熱至攝氏 220 度。

2. 在地瓜上戳幾個洞，置於鋪有烘焙紙的烤盤上。烤 45 至
55 分鐘，直到摸起來變軟。靜置一旁放涼。

3. 在烤地瓜的同時，在一個小鍋中，加入 Farro 小麥和蔬菜
高湯。煮至沸騰，蓋上鍋蓋，轉至小火燉煮。燉煮最多 40 分
鐘，直到穀粒變軟，所有液體已經吸乾。

4. 在一個食物調理機或高速果汁機中，加入所有芝麻醬的食材，攪打至滑順。嚐一下味道，需要時可加鹽。

5. 在一個中型平底鍋中淋上橄欖油，開中火。鍋熱時，加入羽衣甘藍清炒至清脆。

6. 混合煮熟的 Farro 小麥、清脆的羽衣甘藍，以及幾匙的芝麻醬，直到混合均勻。

7. 將地瓜從中間橫向切開，將 Farro 小麥混合物舀至每個地瓜上。在上方淋上額外的芝麻醬。

毛豆青醬羊乳酪吐司
濾泡期

食用份量：1　　　總時間：10 分鐘

＊素食

材料：

1 杯去殼的毛豆（如冷凍請先解凍），外加一些裝飾用

2 小匙蒜末

2 大杯新鮮羅勒葉絲

¼ 杯橄欖油

來自 ½ 個檸檬的汁

½ 小匙喜瑪拉雅鹽

一小撮胡椒

1 片烤過的發芽亞麻籽吐司或無麥麩吐司

¼ 杯小黃瓜切片

¼ 杯切半的聖女小番茄

2 大匙羊乳酪或不含乳製品乳酪

步驟：

　　1. 在一個食物調理機中加入毛豆、大蒜、羅勒、橄欖油、檸檬汁、鹽以及胡椒，攪打至幾乎滑順（不會完全滑順）。

　　2. 將毛豆青醬抹在吐司上。

　　3. 在上方鋪上小黃瓜片、切半的聖女小番茄、羊乳酪、幾顆去殼的毛豆，並灑上一點鹽和胡椒。

鳳梨花椰菜炒飯

排卵期、黃體期／經前症候群

　　這是炒飯的新做法。用花椰菜米取代白飯，不僅能夠減少精緻碳水化合物的攝取，同時也能讓血糖飆升的機會減至最低，而這都是纖維的功勞。在吃完這餐後，妳將會感到活力充沛、清爽而飽足，而且我保證，妳不會想念白飯的！花椰菜含有維生素 C，能有助於身體吸收更多鐵質，而這是一種在月經期經常缺乏的營養素。因此，這道菜對經前症候群很有幫助，能在月經期到來之前補充鐵質。同時，維生素 C 對於健康的排卵期也是不可或缺的，而維生素 C 經常在排卵期之前以及期間變得較低。這也是為什麼這道食譜也很適合在排卵期間享用。

食用份量：2　　　總時間：20 分鐘

＊不含麥麩、不含乳製品、素食

材料：

3 個（Omega-3 營養強化）蛋

¼ 小匙喜瑪拉雅鹽

2 大匙橄欖油，分次使用

2 小匙香麻油，分次使用

2 杯切丁的新鮮鳳梨

1 個切丁的大甜椒

2 根中型胡蘿蔔，切丁

½ 杯去殼的毛豆（如冷凍請先解凍）

3 根青蔥，切成蔥花

2 瓣大蒜，切碎

1 顆中型花椰菜，刨碎或在食物調理機中用瞬轉功能處理到呈米粒狀，或市售的花椰菜米（新鮮或冷凍）

2 大匙椰子胺基酸

2 小匙是拉差辣椒醬

1 大匙亞麻籽粉

1 個荷包蛋，可省略

步驟：

1. 在一個小碗中，加鹽將蛋打散。

2. 在一個大型的平底不沾鍋中，將 1 大匙的橄欖油加熱。等到油變熱而且起油紋時，約 2 分鐘後，加蛋下去炒，偶爾攪動

直到幾乎定型。移至乾淨的大碗中，加入 1 小匙麻油拌勻。

3. 小心將平底鍋擦乾淨，然後用中大火將剩餘一大匙的橄欖油燒熱。加入鳳梨、甜椒以及胡蘿蔔清炒，偶爾攪動一下，直到汁液全都揮發，鳳梨微微焦黃，約需 8 至 10 分鐘。

4. 加入毛豆、蔥花與大蒜，炒至散發香氣，30 秒至 1 分鐘。

5. 將花椰菜加入鍋中。炒至花椰菜變熱但不軟爛，1 至 2 分鐘。拌入炒熟的蛋、椰子胺基酸、是拉差辣椒醬，以及剩餘的 1 小匙麻油。

6. 灑上蔥花、亞麻籽以及荷包蛋（可省略）。趁溫熱享用。

金絲瓜船

月經期、濾泡期、黃體期／經前症候群

當妳把這道晚餐上傳至 IG 限時動態後，不僅會讓妳的粉絲們驚嘆不已，它同時也能讓妳的身體在生理週期中保持安穩滿足的狀態，無論是哪一個階段。金絲瓜能滋補療癒妳的身體，同時又能補充鐵質、抗氧化物，以及維生素 A、C 和 E，而這些全都是打造健康生理週期不可或缺的營養，因此這道菜任何一天都能享用！事實上，金絲瓜富含維生素 A，對維持健康排卵很有幫助。額外好處一：松子的營養價值非常高，能提供大量具放鬆效益的鎂，經證實能緩解子宮的肌肉收縮而減少經痛。額外好處二：鎂同時也能有助睡眠、幫助降低壓力，並且促進黃體素的分泌。

食用份量：2　　　總時間：1 小時
* 不含麥麩、素食

材料：

½ 杯半脫脂或全脂莫扎瑞拉乳　　1 大匙橄欖油
　　酪或不含乳製品乳酪　　　　1 個中型金絲瓜，橫切、去籽

½ 小匙鹽   4 杯妳最喜歡的義式紅醬

¼ 小匙胡椒   4 大匙松子

步驟：

1. 將烤箱預熱至攝氏 200 度。

2. 將橄欖油抹在每半個瓜內部，並用鹽和胡椒調味。

3. 將瓜面朝下置於一個大烤盤上，烤 50 分鐘或至瓜用叉子可以穿透的程度。

4. 將烤盤從烤箱中取出，轉至炙烤功能。用叉子刮金絲瓜的內部，讓瓜肉分離成絲狀。在每半個船型瓜的中央挪出一個淺空位，倒入紅醬。

5. 在每一艘瓜「船」上灑上 ¼ 杯的乳酪

6. 炙烤爐預熱好之後，將瓜船放在烤盤上，送進烤箱烤 3 至 4 分鐘，或直到乳酪變成棕色。

7. 在每艘瓜船上灑松子，趁熱享用！

胡桃南瓜羽衣甘藍烘蛋
月經期、濾泡期

食用份量：6   **總時間：45 分鐘**

＊不含麥麩、素食

材料：

2 杯胡桃南瓜，切成丁   喜瑪拉雅鹽，適量

4 大匙橄欖油，分次使用   一小撮胡椒，適量

8 至 10 個（Omega-3 營養強 　　1 整個黃甜椒，切碎
　　化）蛋 　　　　　　　　　　　3 把切碎的生羽衣甘藍
½ 個紅洋蔥，切碎 　　　　　　　½ 杯羊乳酪或不含乳製品乳酪

步驟：

1. 將烤箱預熱至攝氏 200 度。

2. 將南瓜用 2 大匙橄欖油、鹽和胡椒拌勻，烤約 30 分鐘直至用叉子可以穿過的程度。

3. 在一個碗中加入蛋、少許鹽和胡椒並打散。靜置一旁。

4. 在一個烤箱適用的平底鍋中，中火將 2 大匙橄欖油燒熱。

5. 加入洋蔥和甜椒，清炒 5 分鐘至軟化。

6. 加入羽衣甘藍，清炒至軟化。

7. 將烤過的南瓜加入平底鍋中，加少許鹽和胡椒，炒勻。

8. 將蛋液倒入平底鍋中，將火調至中小火。

9. 煮至上方開始凝固但依然有一些液體，4 至 5 分鐘。

10. 在上方灑一些羊乳酪。

11. 將炙烤功能開到最強，把平底鍋放進烤箱中烤 3 至 4 分鐘，直到上方完全凝固並微焦。

烤雞排毒沙拉

濾泡期

食用份量：2　　　　**總時間：**25 分鐘

＊不含麥麩

材料：

沙拉

½ 杯羊乳酪或不含乳製品乳　　　2 杯杏仁

　　酪，捏碎　　　　　　　　　　2 杯切碎的羽衣甘藍

1 杯撕碎的市售烤雞，素食者　　1 大匙橄欖油

　　可用 1 杯白豆取代　　　　　2 杯抱子甘藍絲

¼ 杯葵花籽

油醋沙拉醬

2 大匙檸檬汁　　　　　　　　　½ 小匙蒜末

½ 大匙蘋果醋　　　　　　　　　1 小匙鹽

⅛ 杯橄欖油　　　　　　　　　　1 小匙營養酵母

½ 大匙第戎芥末醬

步驟：

　　1. 將烤箱預熱至攝氏 180 度。將杏仁平鋪在一個烤盤中（不
要重疊）。

　　2. 烤 5 分鐘並攪拌一下。繼續烤至散發香氣，再 2 至 3 分
鐘。小心不要烤焦了！

　　3. 將切碎的羽衣甘藍置入一個大碗中，和橄欖油混合。用手
按摩至軟化。

　　4. 在羽衣甘藍的大碗中加入抱子甘藍絲，靜置。

　　5. 在一個中型碗中混合所有油醋沙拉醬的食材。

　　6. 淋在抱子甘藍和羽衣甘藍上。加入撕碎的雞肉、羊乳酪、

葵花籽，以及烤過的杏仁。混合均勻。

7. 享用前請於冰箱中冷藏。

南瓜青醬義大利麵
月經期

食用份量：2　　　總時間：20 分鐘

* 不含麥麩、素食

材料：

½ 杯冷凍菠菜，解凍 10 分鐘

½ 盒 Banza 螺旋義大利麵

¼ 杯新鮮羅勒

3 大匙檸檬汁

一小撮鹽

一小撮胡椒

¼ 杯橄欖油，分次使用

3 大匙 88 Acres 牌無添加糖南瓜籽抹醬

3 大匙帕瑪森乳酪或營養酵母（如不含乳製品），外加一些裝飾用

步驟：

1. 依指示烹調義大利麵。煮好後，用冷水沖過瀝乾。

2. 在煮義大利麵的同時（約 10 分鐘），將解凍後的菠菜、羅勒、南瓜籽抹醬、乳酪或酵母、檸檬汁、鹽、胡椒以及一半的橄欖油置入食物調理機中。

3. 攪打所有食材，一邊將剩餘的橄欖油倒入食物調理機中，直到青醬達到滑順的濃稠度。

4. 在一個碗中混合青醬和 Banza 義大利麵，在上面灑上額外的帕瑪森乳酪。

地瓜塔可餅
濾泡期

食用份量：3　　　總時間：25 分鐘

* 不含麥麩、不含乳製品、素食

材料：

2 大匙橄欖油

2 個大地瓜，去皮，切成 1.3 公
　分的小丁

一小撮喜瑪拉雅鹽和胡椒

½ 小匙孜然粉

1 小匙蒜末

1 個切片酪梨

¾ 杯罐頭黑豆，沖水瀝乾

市售碎番茄粒

3 片無麥麩墨西哥餅（椰子、玉
　米、木薯、杏仁或腰果）

1 個墨西哥青辣椒，切片（可省
　略）

步驟：

1. 開中火，在一個不沾平底鍋中淋上橄欖油。燒熱 2 分鐘。

2. 加入地瓜、鹽、胡椒以及孜然。炒約 10 至 15 分鐘，直到地瓜軟化開始微焦。

3. 加入大蒜、黑豆，再加一點鹽和胡椒，繼續炒一分鐘左右，或直到大蒜散發香氣，黑豆溫熱。

4. 用小火在烤箱中炙烤墨西哥餅直到溫熱。

5. 在每片墨西哥餅上加地瓜炒料、碎番茄粒、幾片酪梨以及墨西哥青辣椒。

橡子南瓜鑲藜麥

黃體期／經前症候群

當妳的身體準備迎接經前症候群和月經期的時候，妳會希望身體能夠擁有所有的鐵質、維生素 A、C 和 E，以及抗氧化物，以便讓發炎反應和疼痛遠離。這道晚餐食譜能夠提供所有妳需要的，包括來自藜麥、橡子南瓜以及羽衣甘藍的營養效益，因此非常適合在黃體期和經前症候群時享用。

食用份量：4　　　　**總時間**：40 分鐘
* 不含麥麩、素食

材料：

½ 杯紅藜麥

1 杯水

2 個中型（約 1.2 公斤）橡子南瓜

1 大匙橄欖油

1 瓣大蒜，切碎

1 個檸檬的碎皮和汁

¼ 小匙鹽

¼ 小匙胡椒

2 杯切碎的羽衣甘藍

½ 杯蔓越莓果乾

¼ 杯帕瑪森乳酪或不含乳製品
　乳酪

步驟：

1. 在一個中型鍋中，加入藜麥和水，煮至沸騰。把火關小，煮至藜麥熟透，約 15 分鐘。用叉子將藜麥翻鬆。

2. 用刀子在兩個南瓜皮上各戳幾下。微波 18 分鐘，半途翻面一下。小心將南瓜取出放在砧板上。將南瓜橫向剖開，用湯匙把籽挖出。

3. 在一個中型碗中，用打蛋器攪拌油、大蒜、檸檬碎皮和汁、鹽和胡椒。加入羽衣甘藍，拌勻。

4. 將煮熟的藜麥和蔓越莓加入羽衣甘藍碗中，混合拌勻。

5. 挖出 ½ 杯的藜麥混合物填入 4 個一半的南瓜中，灑上乳酪，即可享用。

黑豆藜麥漢堡排

黃體期／經前症候群

將富含鐵質的植物性蛋白質（例如豆類和藜麥）製成漢堡，不但簡易、美味而且健康。豆類和藜麥能提供讓身體充滿活力的 B 群維生素、鐵質、鋅以及葉酸，所有這些對於健康生理期和賀爾蒙平衡都是不可或缺的。這道漢堡料理也能幫助身體迎接下一階段的挑戰，所以或許妳最好將食譜份量增倍，把剩餘的冷凍起來，以便下回能夠很快做出一道營養的晚餐！

食用份量：4　　　**總時間：**30 分鐘

* 不含麥麩、不含乳製品、素食

材料：

¼ 杯藜麥　　　　　　　　¼ 杯傳統燕麥片

½ 杯水　　　　　　　　　1 個蛋，打散

1 罐（425 克）低鈉黑豆，沖水　¼ 小匙鹽
　　瀝乾　　　　　　　　⅛ 小匙胡椒

1 個中型胡蘿蔔，刨絲　　1 大匙橄欖油

步驟：

1. 在一個中型湯鍋中，用大火將藜麥和水煮至沸騰。將火關小，蓋上鍋蓋，燉煮 12 至 15 分鐘，直到所有液體都被吸乾。從爐火上移開，用叉子將藜麥翻鬆。

2. 將黑豆放進一個大碗中，用叉子背面壓碎。加入煮熟的藜麥、胡蘿蔔、燕麥、蛋、鹽和胡椒，攪拌均勻混合。

3. 挖出 ¼ 杯的藜麥混合物，用乾淨的雙手捏成漢堡排狀，置於一個大盤子上，共做 4 個。

4. 在一個大平底鍋中，用中火將油燒熱。當油開始起油紋時，將漢堡排放進油中，每個漢堡排間隔 1.3 公分。煎約 8 分鐘，翻面一次，直到呈焦黃熟透。

5. 趁熱享用，在上方淋上自己喜歡的沙拉醬或醬汁。小提示：將冷卻的藜麥漢堡裝在可冷凍的容器中，可冷凍長達 2 個月。解凍時，置入冰箱隔夜即可。在微波爐中用高溫一次加熱一個漢堡 1 至 2 分鐘。漢堡也可以用中火在不沾鍋上加熱約 5 分鐘，翻面一次。

酪梨酸奶地瓜

食用份量：2　　　總時間：90 分鐘

* 不含麥麩、素食

材料：

地瓜

2 個中型地瓜	1 大匙蘋果醋
1 大匙橄欖油	1 小匙紅味噌
2 瓣大蒜，切碎	一小撮喜瑪拉雅鹽
2 杯切碎的聖女小番茄	一小撮胡椒
1 杯黑豆	¼ 小匙香菜粉

酸奶油

1 杯原味希臘優格或杏仁優格	1 個檸檬，擠汁
（如不含乳製品）	鹽和胡椒
1 大匙芝麻醬	

酪梨醬

2 個酪梨，去皮、去核	1 小匙大蒜粉
¼ 小匙切碎的新鮮香菜	1 小匙紅椒粉
½ 個萊姆，擠汁	1 小匙鹽

步驟：

1. 將烤箱預熱至攝氏 200 度。

2. 將地瓜的皮戳洞，烤一小時至熟透。

3. 用中火在一個平底鍋中將橄欖油加熱。2 分鐘後，加入大蒜和番茄，拌炒 3 分鐘，直到大蒜散發香氣。

4. 加入黑豆、蘋果醋、味噌、鹽和胡椒，用中小火煮 10 分鐘。在最後加入香菜粉。

5. 製作酸奶油：在一個碗中將所有食材完全混合均勻。

6. 製作酪梨醬：在另一個碗中將兩個酪梨壓碎。拌入香菜、萊姆、大蒜粉、紅椒粉以及鹽。

7. 將煮好的地瓜取出切成兩半。挖出大部分的肉，和黑豆及番茄拌勻。

8. 把地瓜、黑豆和番茄混合物裝回焦脆的地瓜皮中。

9. 在上面放酪梨醬和酸奶油。

雞肉草莓園晚餐
月經期

食用份量：4　　　總時間：45 分鐘

* 不含麥麩、不含乳製品

材料：

3 大匙橄欖油	2 大匙檸檬汁
1 大匙蘋果醋	1 大匙萊姆汁

¾ 小匙猶太鹽，分次使用

1 杯切成四等份的草莓

4 塊（115 克）去骨、去皮雞

　　胸肉或雞大腿肉

1 小匙辣椒粉

⅛ 小匙紅辣椒碎

1 小匙椰子油或橄欖油

1 個比布萵苣或寶石萵苣，撕成

　　大片

3 杯嫩羽衣甘藍（去梗）

¼ 杯切碎的腰果

步驟：

1. 在碗中混合橄欖油、蘋果醋、檸檬汁、萊姆汁和 ¼ 小匙的鹽。加入草莓拌勻。靜置 15 分鐘，偶爾攪拌一下。

2. 同時，在雞肉上灑上辣椒粉、紅辣椒碎以及剩餘的 ½ 小匙鹽。在一個大平底鍋中用中大火將椰子油燒熱，約 3 分鐘。

3. 將雞肉放入鍋中。每面煎 5 分鐘，直到雞肉熟透不再呈粉紅色。靜置 5 分鐘，然後切成小塊。

4. 將萵苣和羽衣甘藍擺入盤中。加入雞肉和草莓沙拉醬汁，然後灑上腰果，即可享用！

烤鮮蔬羽衣甘藍拌藜麥

黃體期／經前症候群

經前症候群會伴隨著經痛、腹脹，而且讓妳完全不像平常那個精神煥發的自己。這道食譜結合了所有的營養良方，來幫助妳成功度過經前症候群時期。南瓜籽能對抗腹脹同時提供鉀，這是一種能幫助恢復體內液態平衡的礦物質，讓妳不會覺

得自己腫得像個氣球。蘑菇富含維生素 D，經證實能有助緩解經痛。妳也能從鐵質來源像是羽衣甘藍和藜麥中獲得充沛的活力補給。基本上，這是一碗能夠帶給妳生命力的佳餚。

食用份量：2　　　總時間：40 分鐘
* 不含麥麩、不含乳製品、素食

材料：

1 顆青花菜，切成花蕾

1 個中型紅洋蔥，切片

1½ 大匙橄欖油，分次使用

鹽和胡椒，適量

2 杯褐菇或白菇，切片

2 杯藜麥，事先煮熟

2 杯羽衣甘藍，切碎

2 份楓糖葵花籽檸檬沙拉醬（第 280 頁）

¼ 杯南瓜籽（可省略）

任選剁碎的香草（可省略）

步驟：

1. 將烤箱預熱至攝氏 200 度。

2. 在一個中型碗中，將青花菜和紅洋蔥用 1 大匙橄欖油、鹽和胡椒拌勻。

3. 將青花菜和洋蔥平鋪成一層在烤盤中，在烤箱中烤 15 分鐘，偶爾翻面，直到軟化並且微焦。

4. 在烤蔬菜的同時，用中火燒熱一個炒鍋。加入剩餘的橄欖油和切片的蘑菇。讓蘑菇沾上油，但不要加鹽（鹽會讓蘑菇出水阻礙焦糖化）。炒 5 至 7 分鐘，偶爾翻攪一下，直到蘑菇焦黃。從爐火上移開，然後灑上一點鹽。

5. 先在碗的底部鋪上一層藜麥。加入切碎的羽衣甘藍、烤蔬菜以及焦黃的蘑菇。淋上一匙楓糖葵花籽檸檬沙拉醬，然後依妳的喜好灑上南瓜籽和香草（例如羅勒、巴西利和蝦夷蔥）。

焗乳酪花椰菜

排卵期、黃體期／經前症候群

食用份量：2　　　**總時間：45 分鐘**

* 不含麥麩、素食

材料：

1 杯花椰菜花蕾

1 小匙椰子油

⅓ 大匙外加 1 小匙杏仁粉

2 小匙椰子粉

½ 杯杏仁奶

¼ 小匙鹽

⅛ 小匙洋蔥粉

⅛ 小匙大蒜粉

⅛ 小匙胡椒

1 小匙奶油或橄欖油（如不含乳製品）

⅓ 杯巧達乳酪絲或不含乳製品乳酪絲，分次使用

步驟：

1. 將烤箱預熱至攝氏 190 度。

2. 將一大鍋鹽水煮至沸騰，然後加入花椰菜。將花椰菜煮約 7 分鐘或用叉子可以穿過的程度。

3. 將花椰菜瀝乾，平鋪在吸水力強的紙巾上。盡可能將花椰菜上的水分吸乾。

4. 用中大火在一個大平底鍋中將椰子油燒熱，然後加入杏仁粉、椰子粉以及奶油或橄欖油。攪拌至呈棕色，約 1 分鐘。

5. 加入奶、鹽、洋蔥粉、大蒜粉以及胡椒，攪拌至滑順。

6. 將鍋內食材煮至沸騰，然後把火關小成中火。偶爾攪拌直到變濃稠，約 8 分鐘。

7. 將杏仁奶混合物從爐火上移開，加入約三分之二的乳酪進去攪拌直到滑順。

8. 將三分之一的醬汁倒入一個 8 吋的深盤。把花椰菜鋪在醬汁上方，然後再淋上剩餘的醬汁。灑上剩餘的乳酪。

9. 烤至金黃起泡，7 至 10 分鐘。炙烤 2 至 3 分鐘呈金黃。

10. 放涼後享用。

鮭魚抱子甘藍絲塔可餅
黃體期／經前症候群

　　這些健康的塔可餅是如此簡易又美味，一定會成為妳每週晚餐少不了的一道選擇。多虧有了清脆爽口的抱子甘藍，這道菜能夠有助於平衡賀爾蒙。來自鮭魚的 Omega-3 脂肪酸能平衡起伏的心情和進食慾望，同時也能趕走焦慮和壓力，尤其是在經前症候群發生時。將這些適合在經前症候群期間享用的塔可餅搭配自製的酪梨醬和糙米脆片，就是一道美味的晚餐了。

食用份量：2 　　　**總時間：**25 分鐘
* 不含麥麩、不含乳製品

材料：

2 大匙萊姆汁

2 片（115 克）鮭魚排

¼ 小匙檸檬胡椒

½ 小匙鹽，分次使用

½ 小匙辣粉，分次使用

2 大匙橄欖油

3 杯刨成絲的生抱子甘藍

½ 小匙洋蔥粉

¼ 小匙孜然粉

一小撮紅辣椒碎

一小撮薑黃粉

4 片椰子粉或木薯粉製成的墨西哥餅

2 大匙剁碎的新鮮香菜，可供自行添加享用

步驟：

1. 將烤箱預熱至攝氏 150 度。

2. 在鮭魚上擠一些萊姆汁，然後用檸檬胡椒、¼ 小匙的鹽以及 ¼ 小匙的辣椒粉調味。

3. 用中火在一個小型平底鍋中將 1 大匙橄欖油燒熱。讓鍋燒熱 2 至 3 分鐘。

4. 在平底鍋中置入調味過的魚排，有皮的一面朝上，每面煎 3 至 4 分鐘，直到魚肉可以輕易用叉子分開的程度。

5. 在煎鮭魚的同時，將剩餘的一大匙橄欖油加入一個中型平底鍋中，然後加入刨成絲的抱子甘藍。

6. 用洋蔥粉、剩餘的 ¼ 小匙辣椒粉、孜然、紅辣椒碎、薑黃以及剩餘的鹽調味。

7. 煮至軟化，5 至 7 分鐘。

8. 將鮭魚從爐火上移開，用叉子分成大塊。

9. 將煮熟的抱子甘藍加在兩片墨西哥餅上，然後將鮭魚塊加

在上方，用香菜裝飾。

10. 將墨西哥餅折成塔可餅，就可以享用了！

簡易慢燉鍋扁豆湯

月經期、排卵期、黃體期／經前症候群

特別是在月經期期間，當妳感到身體不如往常那般強健時，沒有什麼比一碗溫熱的湯更舒心了。這道湯品不僅能補充妳在月經期間所流失的鐵質，溫順又容易消化的大骨湯同時也能開始療癒妳的腸胃。扁豆富含纖維、有助平衡賀爾蒙的植物性營養素以及鋅，而這對於卵子的健康發育是不可或缺的。事實上，由於這道湯品富含各種有助於平衡賀爾蒙、心情和消化的營養素，因此在任何階段都很適合享用。

食用份量： 10　　　**總時間：** 6 至 8 小時
* 不含麥麩、不含乳製品

材料：

6 瓣大蒜，切末	9 ½ 杯水
2 根西洋芹，切碎	4 個牛肉湯塊或蔬菜湯塊
2 個大洋蔥，切碎	5 至 6 片新鮮羅勒，切碎
3 根大胡蘿蔔，切碎	1 罐（107 克）番茄糊
2 大匙橄欖油	¼ 小匙乾燥迷迭香
1 袋（455 克）扁豆，洗淨	猶太鹽和胡椒
瀝乾	

步驟：

1. 在一個中型炒鍋中，用橄欖油將大蒜、芹菜、洋蔥和蘿蔔炒至軟化，約 5 至 7 分鐘。

2. 在一個 7 公升的慢燉鍋中加入炒好的蔬菜和其他的食材，混合均勻。

3. 將慢燉鍋用高溫燉煮 5 小時，然後轉至低溫直到準備享用；或者妳也可以將慢燉鍋用中溫燉煮 7 至 8 小時。用鹽和胡椒調味。

4. 搭配妳最喜歡的蔬菜配菜、鹹餅乾或麵包享用。

———————— 沙拉醬／醬汁 ————————

綠色女神沙拉醬
月經期、濾泡期、排卵期

食用份量：2　　　總時間：5 分鐘

* 不含麥麩、不含乳製品、素食

材料：

½ 杯 88 Acres 南瓜籽抹醬　　　1 顆檸檬的汁

½ 杯切碎的扁葉巴西利　　　　1 小匙蘋果醋

½ 杯切碎的新鮮菠菜　　　　　1 小匙鹽

1 瓣大蒜，壓碎　　　　　　　½ 小匙胡椒

¼ 杯略切碎的紅蔥頭　　　　　½ 杯溫水，稀釋用

步驟：

1. 在一個大碗或果汁機中，混合除了水之外的所有食材，直到完全混合均勻。

2. 緩緩加入水，一次加一點點，每加一次就攪拌均勻，直到達到妳想要的濃稠度。

3. 淋在穀物飯、新鮮沙拉、烤蔬菜上，或是裝入一個瓶子中，蓋上蓋子，可冷藏長達一星期。

* 若想製成蔬菜沾醬，少用一點水即可。

楓糖葵花籽檸檬沙拉醬

食用份量：2　　　總時間：5分鐘

*不含麥麩、不含乳製品、素食

材料：

3瓣大蒜，磨成泥

2大匙橄欖油

¼杯檸檬汁（約2個小檸檬擠成的汁）

1顆檸檬的碎皮

1小匙猶太鹽

½杯88 Acres牌楓糖葵花籽抹醬

2/3杯水，稀釋用

步驟：

1. 在一個小碗中，混合蒜泥和橄欖油。攪拌均勻，讓大蒜的香味和橄欖油結合，約15分鐘。將大蒜過濾扔棄。

2. 在一個中型碗中，用打蛋器均勻混合蒜味橄欖油、檸檬汁、檸檬碎皮和鹽。加入種籽抹醬，攪拌均勻成濃稠狀。

3. 緩緩將水加入種籽抹醬混合物中，攪打至滑順，加水直到達到妳想要的濃稠度。

4. 淋在穀物飯、新鮮沙拉、烤蔬菜上，或是裝入一個瓶子中，蓋上蓋子，可冷藏長達一星期。

芝麻醬

食用份量：2　　　總時間：5 分鐘

* 不含麥麩、不含乳製品、素食

材料：

¼ 杯芝麻醬　　　　　　　½ 小匙大蒜粉

1 小匙猶太鹽　　　　　　⅛ 杯溫水

步驟：

1. 除了水之外，將所有食材在一個碗中攪拌均勻。

2. 加入溫水，同時一邊攪拌，直到達到妳想要的濃稠度。

3. 根據個人口味添加鹽或大蒜粉。

4. 搭配沙拉或餐點享用，或是裝入一個瓶子中，蓋上蓋子，可冷藏長達一星期。

簡易巴西利沙拉醬

任何階段

食用份量：2　　　總時間：5 分鐘

* 不含麥麩、不含乳製品、素食

材料：

2 杯扁葉巴西利，去梗　　　½ 小匙猶太鹽

3 大匙檸檬汁　　　　　　　½ 杯橄欖油

1 瓣大蒜，壓碎　　　　　　½ 大匙香檳醋

步驟：

   1. 將所有食材在一個食物調理機中攪打至滑順。

   2. 搭配沙拉享用，或是裝入一個瓶子中，蓋上蓋子，可冷藏長達一星期。

南瓜香料布朗迪蛋糕

月經期、黃體期／經前症候群

食用份量：16 塊　　　**總時間**：45 分鐘

＊不含麥麩、不含乳製品、素食

材料：

½ 杯 88 Acres 牌香草香料葵花　　2 大匙葵花籽油

　　籽抹醬　　　　　　　　　　1 杯燕麥麵粉

½ 杯南瓜泥罐頭　　　　　　　　½ 小匙泡打粉

½ 杯楓糖漿　　　　　　　　　　¼ 小匙猶太鹽

1 個蛋　　　　　　　　　　　　½ 杯迷妳黑巧克力豆或不含乳

1 小匙香草精　　　　　　　　　　製品巧克力豆

步驟：

　1. 將烤箱預熱至攝氏 180 度。用烘焙紙鋪在一個 8 吋的烤盤中，置於一旁。

　2. 在一個大碗中，放入種籽抹醬、南瓜泥、楓糖、蛋、香草精以及葵花籽油。混合所有食材直到滑順。

　3. 在一個小碗中，混合燕麥麵粉、泡打粉以及鹽。將乾料加入濕料中，攪拌均勻。加入巧克力豆，使其均勻分布。

4. 將混合物倒入準備好的烤盤中,將表面抹平。烤 25 至 30 分鐘,直到牙籤插入不再沾黏。冷卻至室溫後切成小塊。

黑巧克力蔓越莓軟糖棒
生理期、黃體期／經前症候群

食用份量:16 根　　　總時間:2 ½ 小時
* 不含麥麩、素食

材料:

外皮

12 個去核蜜棗　　　　　2 大匙無糖可可粉
1½ 杯葵花籽　　　　　　¼ 小匙鹽

內餡

1½ 杯 88 Acres 牌黑巧克力葵花籽抹醬

糖漬蔓越莓

1 杯椰子糖或紅糖,分次使用　　1½ 杯新鮮蔓越莓
½ 杯水

步驟:

1. 將外皮的食材置入食物調理機中,攪打至形成一個鬆散的麵糰。用兩根手指捏麵糰時,麵糰應該要達到可以黏在一起的

程度。如果太乾，可以再多加一兩顆蜜棗。

2. 用烘焙紙鋪在一個 8 吋的烤盤中。將麵糰壓在烤盤的底部，用多餘的烘焙紙或平底杯將表面整平。

3. 用黑巧克力葵花籽抹醬均勻抹一層在外皮上。冷藏至少 1 小時或至種籽抹醬凝固為止。

4. 當外皮和內餡在冷藏的同時，一邊製作糖漬蔓越莓。用小火在一個中型湯鍋中，將 ½ 杯的糖融化於 ½ 杯的水中。

5. 將糖漿從爐火上移開，拌入蔓越莓直到均勻裹上。用漏勺將蔓越莓從糖漿中撈出。讓蔓越莓在一個架子或鋪有烘焙紙的烤盤上風乾。

6. 等到蔓越莓完全乾了之後，把剩餘的糖加入一個淺碗或盤子中。分批將蔓越莓沾上糖，然後均勻擺在黑巧克力葵花籽抹醬內餡上。用烘焙紙將蔓越莓輕壓進內餡中，再冷藏一小時後即可享用。

巧克花生蜜棗

月經期、黃體期／經前症候群

這些小點心能帶給妳三重享受：它們能滿足妳對巧克力的渴望，所含的鎂能緩解經痛，而且是甜與鹹的完美組合。此外，鎂有助於降低皮質醇（妳的壓力賀爾蒙）並穩定血糖。妳可以先做好一堆，並放進冷凍庫，想吃這些完美的小點心時就能隨時大快朵頤了，而且絲毫不用感到罪惡（或壓力）！

食用份量：2   **總時間**：10 分鐘

＊不含麥麩、素食

材料：

3 大匙黑巧克力（或不含乳製品　　3 大匙滑順花生醬

　　黑巧克力豆），分次使用　　　1 大匙椰子油

6 顆去核的大蜜棗，切半、壓開

步驟：

1. 在一個中型碗中混合花生醬和椰子油。（如果椰子油太硬，可以試著先微波。）

2. 將 2 大匙巧克力放進一個可微波的小碗中，以 15 秒一次的時間微波至滑順。

3. 在每個蜜棗中填滿花生醬並淋上巧克力醬。

4. 將剩餘 1 大匙的巧克力切碎灑在上面。

5. 放進塑膠容器中冷凍 2 小時或至準備享用為止。

黑巧克力花生醬杯

月經期、黃體期／經前症候群

食用份量：6 個   **總時間**：40 分鐘外加 3 小時冷凍

＊不含麥麩、素食

材料：

½ 杯黑巧克力豆或不含乳製品　2 大匙椰子油

　　黑巧克力豆　　　　　　　¼ 小匙喜瑪拉雅鹽

2 大匙花生醬

步驟：

1. 將巧克力豆放進一個可微波的小碗中，以 15 秒一次的時間加熱至滑順。

2. 用雙層紙杯鋪在一個瑪芬烤盤中，將一些巧克力裝進每個杯子的底部，足以沾滿杯子周圍的份量即可。

3. 用湯匙或牙籤將巧克力塗滿紙杯的周圍。

4. 將瑪芬烤盤放進冷凍庫中冷凍至變硬，約 15 分鐘。

5. 巧克力在冷凍的同時，一邊製作花生醬內餡：在一個中型碗中混合花生醬、椰子油以及鹽。

6. 將烤盤從冷凍庫中取出，將一杓內餡加入紙杯中。

7. 讓杯子在冷凍庫中冷凍長達 3 小時，然後就可以享用了！

免烤巧克力花生醬燕麥餅

黃體期／經前症候群

- -

食用份量：16　　　**總時間：**40 分鐘，包括冷藏時間

* 不含麥麩、素食

材料：

5 個去核蜜棗

⅓ 杯楓糖

1⅛ 杯滑順花生醬

2 ½ 杯傳統燕麥片

¾ 杯黑巧克力豆，或不含乳製
　品的巧克力豆

步驟：

1. 將蜜棗、楓糖、花生醬和燕麥混合均勻。

2. 在一個有邊的烤盤中鋪上烘焙紙。

3. 將花生醬燕麥糊在烤盤上平鋪壓成一層。

4. 用隔水蒸煮法融化巧克力，或在微波爐中以 15 秒間隔操作至融化。

5. 將融化的巧克力鋪在上面，放進冰箱中冷藏至凝固冷卻，25 至 30 分鐘。

6. 從冰箱中取出，切成方塊。可儲存在冰箱中長達 5 天，或冷凍 4 至 6 個月。

小柑橘黑巧克力

月經期

這是甜點的不二選擇，能幫助妳的身體建立起優秀的營養防禦體系。來自黑巧克力和小柑橘（如果妳找不到小柑橘可以用柳橙片代替）的鎂和抗氧化物，能讓身體在面對經前症候群和月經期間所帶來的生理壓力時倍感放鬆。黑巧克力也含有胺基酸精氨酸，能幫助擴張微血管並增加通往子宮、卵巢和生

殖器官的血液流通。血液流通越順暢，肌肉疼痛和痙攣就會減輕。額外好處是，增加的血液流通甚至可能會提高妳的性慾。

食用份量：2　　　總時間：35 分鐘
* 不含麥麩、素食

材料：

½ 杯 88 Acres 牌黑巧克力葵花籽抹醬	½ 小匙鹽
¼ 杯黑巧克力豆或不含乳製品黑巧克力豆	½ 杯杏仁奶或任何一種奶
1 小匙香草精	1 大匙奶油，切成小塊
	4 個剝好皮的小柑橘

步驟：

1. 將種籽抹醬、巧克力豆、香草精以及鹽放進一個耐高溫的碗中，置於一旁。

2. 在一個小湯鍋中，用小火將奶加熱至微滾，小心看著不要讓它沸騰。

3. 緩緩將妳的熱奶加入裝有巧克力豆的碗中，頻繁攪拌直到奶完全混合，醬汁變得滑順。

4. 加入奶油，一次加幾塊，持續攪拌直到完全融化混合。

5. 將小柑橘放在一個鋪有烘焙紙的烤盤上。將醬汁淋在小柑橘上。可趁熱享用，亦可冷藏 20 分鐘讓醬汁凝固。

資源

88 ACRES

https://88acres.com

　　這家公司的健康零嘴都是天然、健康、不含麥麩、不含堅果，而且非基改的。他們精心生產的種籽棒、不含穀物的穀物棒以及種籽抹醬，都不含最常見的八種過敏原。

美國甲狀腺協會 (ATA)

www.thyroid.org

　　美國甲狀腺協會致力於甲狀腺障礙疾病和甲狀腺癌的研究進展、了解、預防、診斷以及治療。

AVA

https://www.avawomen.com

　　Ava 是一種追蹤排卵的智能手環，當妳睡覺時戴在手腕上，就能輕鬆了解妳的生育力、懷孕和健康狀況。它能監控妳的皮膚溫度、靜止脈搏、呼吸率、心率變異率以及睡眠狀態。

AZO

https://www.azoproducts.com

AZO 是一種無需處方籤的藥物，能快速緩解尿道感染所引起的尿道疼痛、灼熱、尿急和頻尿。該公司旗下有一系列的產品都是專門用於維護尿道、陰道和膀胱健康。

BANZA

www.banza.com

Banza 鷹嘴豆義大利麵是一種取代傳統義大利麵的高蛋白質、低碳水化合物、無麥麩的選擇。它旗下的所有產品同時也不含過敏原，富含纖維和蛋白質，並且無添加糖。

BLUME

https://www.meetblume.com

這家電商新創公司致力於提供安全、永續的經期產品給那些相信自己選擇力量的女人和女孩。

BONAFIDE

https://hellobonafide.com/products/serenol

Bonafide 是一家提供非處方解決方案的公司，盡可能使用最具有效緩解作用的天然萃取原料來治療女性的健康。

CORA

https://cora.life

Cora 是一家女性衛生用品公司，不僅結合健康、有機的衛生棉條和現代感的設計，搭配簡便的配送系統，同時在實踐上

更是具備全球意識。它們的衛生棉條是 100% 有機、生物可分解、低過敏原、不含雙酚 A，並且不含香料和合成物質。每一份訂單，Cora 都會捐贈衛生棉和健康教育給有需要的女孩。

DAYSY

https://usa.daysy.me

　　Daysy 是一種智慧生育力追蹤器，能幫助妳了解妳自己的生理週期。有了 Daysy，妳就能確切知道自己何時最容易受孕，何時不會受孕。Daysy 生育力追蹤器能幫助追蹤妳的生理週期並辨識妳的受孕階段。

美國子宮內膜異位症基金會

www.endofound.org

　　美國子宮內膜基金會致力於提升疾病意識，提供倡導、促進專家手術培訓，以及資助標誌性的子宮內膜異位症研究。

FOOD PERIOD

https://www.foodperiod.com

　　Food Period 專門設計功能性的食物產品，以天然的方式支持女性的生理週期。Food Period 是一項訂閱式服務，使命是讓女性能夠更容易使用天然的解決方式來面對賀爾蒙健康方面的挑戰。

KINDBODY

https://kindbody.com

 Kindbody 為今日的女性提供女性健康和生育力方面的服務。Kindbody 提供各項生育力和健康方面的服務，來支持女性在生育歷程中的每一步。

全國心理疾病聯盟 (NAMI)

www.nami.org

 全國心理疾病聯盟是美國一個全國性的草根倡議團體，為所有受心理疾病影響的人士發聲。全國心理疾病聯盟為所有患有心理疾病德人士及他們的家人提供教育、支持與倡議。

全國進食障礙協會 (NEDA)

www.nationaleatingdisorders.org

 全國進食障礙協會是美國的一個非營利組織，致力於預防進食障礙，提供治療方案轉介，並提升進食障礙、體重和身體形象的教育和理解。

月事革命 (PERIOD. END OF SENTENCE.)

Netflix

 這部榮獲奧斯卡的 Netflix 出品短篇紀錄片是關於一群對抗月經污名的女性，用一台新機器製作低成本的衛生棉，並且邁向財務獨立的故事。

生理期運動 (PERIOD MOVEMENT)

www.period.org

一個由年輕人所發起的全球性非營利組織，致力於透過服務、教育和政策有需求的生理期人士提供支援。

生理期空間 (PERIOD SPACE)

http://periodspace.org

這個線上生殖健康資源和平台的宗旨是為月經去污名化，並鼓勵大眾持續公開探討月經。

Period space 是一個安全的空間，讓各方人士能夠學習更多關於身體方面的知識並分享她們的經驗，同時公開探討月經和經血方面的話題。

RAEL

https://www.getrael.com

Rael 的使命是提供天然、有機同時具備舒適或功能的女性衛生護理產品。Rael 注重品質、產品表現和便利性。它們的願景是為女性的身體提供更安全、更健康的替代品項來給予女性更多選擇的能力並為她們提供知識。

RESOLVE：全國生育力協會

https://resolve.org

全國生育力協會是一個全國性的非營利組織，致力於確保所有人在建立家庭的過程中所面臨的挑戰都能獲得解決。

RESOLVE 在超過 200 個社區中提供免費的互助協會，是患者倡議發聲團體的領導者，同時也是任何在建立家庭過程中遇到挑戰的人士尋求支援的首選組織。

ROBYN

wearerobyn.co

Robyn 是妳邁向為人父母獨特旅程中的夥伴，幫助妳獲取整合式的產婦健康工具、資源和提供者，同時提供社區性的支持，讓妳能夠分享、學習和成長。

THINX

https://www.shethinx.com

這家公司提供月經期專用的可洗式、可重複使用的內褲。這些內褲能吸收經血，和那些一次性地拋棄式產品相比，是更永續性的解決方案。根據妳的經血量（少量、中量、大量），THINX 能取代衛生棉、衛生棉條、衛生護墊以及月亮杯，也可以和衛生棉條和月亮杯同時搭配使用提供多一層的保護。

TULA

https://www.tula.com

TULA 是一家護膚產品公司，使用的是益生菌科技。它們的產品不但清淨、無傷害、無毒，同時結合 100% 天然的益生菌和超級食物，像是藍莓、薑黃以及維生素 C。它們同時也提供益生菌營養補充品。

書籍

Dr. Alyssa Dweck 和 Robin Westen 著，《陰道知識大全》（*The Complete A to Z for Your V*）。

Nadya Okamoto 著，《週期的力量：月經運動宣言》（*Period Power: a Manifesto for the Menstrual Movement*）。

Shalane Flanagan 和 Elyse Kopecky 著，《快跑。快煮。慢食。》（*Run Fast. Cook Fast. Eat Slow.*）。

致謝

　　這本書的完成，都要歸功於我的團隊對我的支持，最重要的是他們給我的鼓勵。特別感謝我優秀的研究助理和實習生妮琪·柯恩（Niki Cohen）、潔米·葛薛（Jamie Gershel），以及瑪麗·馬托恩（Mary Matone）在每一項任務上的努力和投入。由衷感謝莎拉·瑞凡（Sarah Rueven）、萊拉·比拉利（Leyla Bilali）和黛拉·葛佛瑞（Dara Godfrey）總是提供給我她們的專業知識、支持和善意。

　　我非常感激愛麗莎和瑪麗亞·托索尼（Alyssa/Maria Tosoni）的部落格：Spinach4Breakfast，以及明星食物品牌 Banza 和 88 Acres 所提供的食譜。你們讓我大開眼界（也大快朵頤），能夠在廚房中創造出有創意又營養的餐點。

　　非常感謝 Robyn 的創辦人艾利森·凱席爾（Allison Kasirer）給我的啟發與教誨，讓我明白因為誠實和脆弱，我們才能創造正面的改變和進步。大大感謝愛麗莎·迪維克醫生（Dr. Alyssa Dweck）敏銳的醫學專長，幫助我打造了本書今日的雛型，同時也要感謝我的營養顧問兼好友茱莉·索羅醫生（Dr. Julie Thurlow），謝謝妳總是相信我，即使當年我只是個威斯康辛大學麥迪遜分校的年輕學生。

我要向克絲汀·曼西里尼（Kristen Mancinelli）致上永遠的謝意，讓我寫這本書的美夢能夠成真。感謝珊米·費雪班恩（Sami Fishbein）和雅琳·庫柏曼（Aleen Kuperman）的介紹讓我成為 Betches 的一員，並且用你們精明的建議和指導帶領我走向正確的方向。我非常感激你們的友誼、支持，以及一直以來的善意。

沒有我的良師益友兼理智之聲瑞雪·葛林沃（Rachel Greenwald）的幫助，我無法完成這本書。大瑞雪，妳教會我這麼多關於商業、恆心和努力的寶貴知識。每個人的生命中都該有一個瑞雪·葛林沃，而我是如此幸運能夠擁有妳。

感謝閨密們對我的鼓勵和鼓舞，妳們全都是最棒的。

大大感謝 Paradigm Talent Agency 的凱特琳·多葛蒂（Katelyn Dougherty）、艾莉莎·魯本（Alyssa Rueben）和漢娜·坦能鮑（Hannah Tenenbaum），謝謝妳們一直以來的支持、智慧以及精明的見解。妳們讓這一切變得可能，而我知道這只是開端。

感謝 Ulysses Press 的優秀團隊；妳們的付出和指引令我感激不盡。

媽，爸，謝謝你們讓我在小時候那麼挑食（噁～我不吃綠色的東西！）否則我今天也不會有如此「成果豐碩」的事業。你們總是支持我對營養學的熱情，鼓勵我不顧一切地全力以赴。這本書的完成都是因為你們的智慧、持續的愛，以

及精湛的編輯技巧。

　　瑞雪和席恩，每當我要測試新想法時，你們都是寶貴的對象，給我這麼多充滿智慧的意見，而我會終生感激的。莉莉，謝謝妳聆聽並且贊同我所有的想法，妳讓我分心的時候總是看起來這麼完美又可愛。

　　史考特，你的耐心、彈性、愛，以及永不止息的支持是讓我完成這本書的主要後盾。你讓我滔滔不絕地對你說關於生理週期和月經的事，這一點令我感激不盡。如果我是果醬，你就是我的花生醬。我是說，如果我是酪梨吐司，你就是那顆水波蛋！我非常愛你。

高寶書版集團
gobooks.com.tw

HD 129
生理週期循環調理飲食法
營養師教你懂吃不忌口，平衡內分泌，告別經痛、肥胖與婦科疾病、順利好孕的4階段調理全書
The Better Period Food Solution: Eat Your Way to a Lifetime of Healthier Cycles

作　　者	崔西‧洛克伍德‧貝克曼 Tracy Lockwood Beckerman
譯　　者	蔣慶慧
主　　編	吳珮旻
編　　輯	鄭淇丰
美術編輯	林政嘉
內頁排版	賴姵均
企　　劃	何嘉雯

發 行 人	朱凱蕾
出　　版	英屬維京群島商高寶國際有限公司台灣分公司
	Global Group Holdings, Ltd.
地　　址	台北市內湖區洲子街88號3樓
網　　址	gobooks.com.tw
電　　話	（02）27992788
電　　郵	readers@gobooks.com.tw（讀者服務部）
	pr@gobooks.com.tw（公關諮詢部）
傳　　真	出版部（02）27990909　行銷部（02）27993088
郵政劃撥	19394552
戶　　名	英屬維京群島商高寶國際有限公司台灣分公司
發　　行	英屬維京群島商高寶國際有限公司台灣分公司
初版日期	2020年10月

Copyright © 2019 by Tracy Lockwood Beckerman
Published by arrangement with Ulysses Press
through Andrew Nurnberg Associates International Limited

國家圖書館出版品預行編目（CIP）資料

生理週期循環調理飲食法：營養師教你懂吃不忌口，平衡內分
泌，告別經痛、肥胖與婦科疾病、順利好孕的4階段調理全書 / 崔
西.洛克伍德.貝克曼(Tracy Lockwood Beckerman)著；蔣慶慧
譯. -- 初版. -- 臺北市：高寶國際出版：高寶國際發行, 2020. 10
面；　公分. -- （HD 129）

譯自: The better period food solution : eat your way to a
lifetime of healthier cycles

ISBN 978-986-361-912-3（平裝）

1.婦女生理　2.婦女健康　3.食療

417.121　　　　　　　　　　　　　　　109013410